运气传习录

第二辑

邓杨春 著

U0273783

中国中医药出版社

·北京·

图书在版编目（CIP）数据

运气传习录.第二辑/邓杨春著.—北京：
中国中医药出版社，2020.8
ISBN 978-7-5132-6238-5

Ⅰ.①运… Ⅱ.①邓… Ⅲ.①运气（中医）—普及读物
Ⅳ.① R226-49

中国版本图书馆 CIP 数据核字（2020）第 093884 号

中国中医药出版社出版

北京经济技术开发区科创十三街 31 号院二区 8 号楼
邮政编码　100176
传真　010-64405750
河北品睿印刷有限公司印刷
各地新华书店经销

开本 880×1230　1/32　印张 6.5　字数 123 千字
2020 年 8 月第 1 版　2020 年 8 月第 1 次印刷
书号　ISBN 978-7-5132-6238-5

定价　49.00 元
网址　www.cptcm.com

社 长 热 线　010-64405720
购 书 热 线　010-89535836
维 权 打 假　010-64405753

微信服务号　zgzyycbs
微商城网址　https://kdt.im/LIdUGr
官 方 微 博　http://e.weibo.com/cptcm
天猫旗舰店网址　https://zgzyycbs.tmall.com

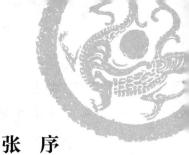

张　序

　　本书从古典文化入手，作者拥有较深厚的文化底蕴，结合道、太极、无极、阴阳等观念，详细解读了十二地支与六气之间的对应关系以及六气的特点，着重用分析的方法解析六气对气候、疾病产生的影响，在同类五运六气著作中有自己独到的见解和特色，特别是在以五运六气解析生活中的各种现象上；着重对《黄帝内经》中条文的解析，有一定的心得；作者结合对道、太极、无极、阴阳的理解，以及对六气的观察总结分析，对主气的六步法则有一些自己独到的见解，比如在主气的排列上，作者发现三之气应该是太阴湿土比较合适，而传统的观点认为六气主气为厥阴风木、少阴君火、少阳相火、太阴湿土、阳明燥金、太阳寒水；作者勤于思考和笔耕、不断钻研的精神，值得敬佩和学习。中医历来有不同流派，国家中医药管理局对全国中医学术流派进行梳理总结，继承和发展流派特色，服务于百姓，并发扬光大。作者能在继承传统的基础上，守正创新，通过实践观察和临床验证，有新的见解和新的认识，创立新的理论，提出新的运气学理论，将会在未来的实践中接受检验并不断修正。本书适合基层医生及爱好中医药的人士学习，浅显易懂，活学活用，是一本不错的五运六气学术科普著作。

2020 年 6 月 4 日

自　序
——江右运气学术的形成与特点

一、江右学派

从武夷山发源的贡水，经过蜿蜒流转，到了赣州城下与章江汇合，变成了江西境内的主干河流，叫作赣江。在赣江汇合处，形成了千古文化名城——赣州。而在赣州的北部便是宋明有名的吉安地区，这一带因为自古以来人文荟萃，所以名家大儒辈出。江西自唐宋以来，特别是宋代以来直到太平天国时期，一直是中部地区的思想文化重镇，其中的豫章早在西汉就已经是南方经济文化的中心，何以故？以长江、赣江之故也。

两宋期间，陆象山与理学之集大成者朱熹，皆为江西人，王阳明之学脉亦从吴与弼、娄一斋处来，其理路则是陆象山之心学，朱、陆之辩，虽有"尊德性，道问学"之别，要之皆发现吾儒心性之学，皆来自于江右。自古江右多文艺，黄庭坚开创了江西诗派，影响至远。

早在明初，以吴与弼为主要代表的理学知识分子在崇仁地区讲学，形成了崇仁学派，其后以广信娄一斋、白沙陈石斋、胡敬斋为代表的理学家持续影响，使得王阳明在现在的吉安地区开始讲学，在江西形成了长远的影响。

阳明本是浙江人氏，故阳明学又称姚江学派，其后传至江右、浙中、泰山等，有明中叶以后，遍天下皆王学也。然而，王学之源头则在大程子程颢，程颢有意无意地开了心学之源，其后江西之陆先生象山成就心学之精髓，"不识一个字，亦须还我堂堂地做个人"，与阳明之"致良知与天底下事事物物""满街皆是圣人"同出一脉。

理学、心学，虽为宋明学术两流，实际则是江西之一脉，所谓江右学派是也。古时君子南面，以左为东，以右为西，故而江西谓之江右。当初，王阳明讲学于江右，其"致良知"之说影响至深，吉安一带至今犹言"有没有良知""天地良心"等口头语，可见阳明在江西影响至深，黄宗羲谓阳明末，以江右学者最得其传，舛误最少。

江西学脉未断，至清末因太平天国与湘军交战主要在江西，所以江西受"长毛"之害最深，人文、经济皆受到严重的损伤。至毛泽东同志上井冈山，带领农民一起开拓革命根据地，"星星之火可以燎原"，实际上也是此处文脉未断的原因。

余曾祖承禧公，年少时为地下党，跟随有识之士闹革命，大革命兴。其后国民党发起清党行动，曾祖遂与组织失去联系，因转而学医，得赣州名医之传，遂行医乡里。其后祖父先庆公专攻儿科，亦行医乡里，不邀名誉，寂寂无闻。传至家父，19岁以治乙肝，能起死回生获誉乡里，其用药之法多得之陈修园、洪金鼎，而《伤寒论》《金匮要略》之方多用，亦多涉及气候之辨，或涉及运气学说，然仍旧因循而已，其间多有创发，亦无医书传世。

先祖虽从事于医，于易道亦且精通，家藏医书上百卷，兼有《周易》数卷。家父于易道亦有所涉猎，易道之精蕴多用于医。

二、江右运气学术的提出

江右运气学术的提出不是偶然的，其实也是经过了好些年的观察和验证，从对天地之象的观察之中，体悟大自然的气候变化及疾病的变化，此类内容对于很多人来说都是比较模糊的，看不懂。《黄帝内经》虽有七篇大论，记录了很多气候现象，但是内在的逻辑关系一直是公式化的，甚至很多学者不谈五运，只讲六气，对五运只是停留在中运，至六气才详细到主气、客气。而主运客运这两个至关重要的内容则付诸阙如，以此预测气候，指导用药很多时候是失准的，对 2020 年的新冠肺炎的预测，很多人就不是通过主客运与主客气的结合来预测，所以很多人只能预测开始，对过程和变化则很难预测。

其实，自先祖以来学习中医，也一直注意气候的变化，注重易道与医道的结合，所以自学医之始即注重易学功底。庆余阁经过几年的积淀，慢慢总结出来了江右运气学术与现在大多数五运六气理论的区别，时常与师兄弟讨论，也在培训班多次与学员分享，至今已有 200 余人参加过庆余阁的五运六气培训，但是大家只是泛泛而知自己学习了五运六气，实际上江右运气学术与当下流行的诸家五运六气理论颇有差异。

在此次与新冠疫情的斗争中，江右运气学术理论运用到预测上，体现了其从《周易》预测和象思维吸取营养的独特性，所以获得了较为准确的结果，因此也被大家所接受，但是考虑到五运六气其实也有不同的理论，不能泛泛而论，需要作出区别。实则是在江右学派影响下，自中医内部和易学原理开出的花，结出的果，无意与当下各大派别争长短，也无意于独自标尺，特立独行。只是想给大家一个确切的概念——江右运气学术的理论和实践有别于现在的诸多运气理论，仅此而已。

三、江右运气学术的特点

1. 理论源头多歧，理论一定要联系实际

江右运气学术的源头有很多，其中主要的来源是四部分：

第一部分是理论源头，主要是《黄帝内经》《周易》以及中国古代的预测术。江右运气学术认为，五运六气来源于汉代易学，所以在学习运气学时必须穷究汉代易学思想，特别是太少相生的理念，这是来源于中国古代天文历法的内容，需要我们从历代史书之中进行考究，比如在我们知道的《史记·天官书》《汉书·五行志》等史料中都可找到令我们进步的原材料。

第二部分是临床。临床的源头主要还是结合经方时方，需要观察临床现象与用药之间的关系。江右运气学术的临床使用，不一定只用三因司天方，而是根据气候特点和五运六气条件，可以推测出经方的使用，强化中医"天人合一"在辨证论治中的使用，这样可以使经方和时方的使用疗效更为准确。

第三部分是来自观测天地之象、天地之间气候的变化，观察五行之气的变化。这一部分内容主要来源于农村的实践，特别是对于不同季节的植物、动物的观察，是结合现代生物学、气候气象学的内

容，我们主要的方法是通过观测天地之阴阳，观察动植物的"生长化收藏"，体悟五行之力。

第四部分是宋明理学的实学功夫，尤其是"万物皆备于我"的世界宇宙观。宋明儒一直强调"格物致知""知行合一"，即需要不断探索心性方面的内容，从而体悟所谓的体质，即所谓的七情致病。

以这些理论的基础功夫运用运气，可以达到较为高的准确度。例如我们通常认为，五运六气的起点都是每年的大寒节气，但是我却认为六气的源头是大寒，五运的开始是立春。但是，经过观测，其实五运的开头如果是大寒其实也是可以的。再如，江右运气学术认为在主气之中，三之气是太阴湿土，而四之气是少阳相火，这个观点是独特的，但是我们得出这个观点也是考察了理论和实践之间的同步性之后才提出来的，一开始也不敢认定，只是怀疑，后来才慢慢采用，发现这样预测相对来说准确度会增加。

2. 看待问题多样化，讲究生克制化

通常我们理解的五行都是生克的五行，但是很少涉及制化，也就是在五行的四种关系中，只有两种，所以解释很多问题时就无法解答，只能附会了。例如，五运之主运水不及，为何会导致瘟疫的问题，很多学派的解释都是千奇百怪的，最后解释的结果

就是一个错误的结论需要很多复杂的理论来解释其他的内容。其实，五行之水不及，自然就会有火旺，火旺就克金了，此时就是瘟疫发生的条件，而只要有火出现，就是不利于瘟疫的，这个就是生克制化之间的变化。

（1）看重三因方，但是细化用药方法

一般来说，现在的运气都是学习龙砂医学的，一年就运用一两个方，没有细化每个节气的用方，但是江右运气学术则是在运气条件下，指导使用经方和时方，是经方与运气学说的有机结合。

江右运气学术与其他各派的区别点在于，我们不会杂糅运气学说和伤寒理论，运气学说是用来指导用方的，而不是解释伤寒论的玄化内容的，所以一切都是基于临床实际出发，梳理了理论的源头，不做理论的杂糅。

（2）弥补《黄帝内经》缺失，精准化预测

现在的运气学说内容绝大多数都是来源于《黄帝内经》（以下简称《内经》），虽然各有各的特点，但是大多数都是解释《内经》的原文，而在解释《内经》原文的同时，很难解释《内经》的逻辑，这样则只能照着《内经》内容讲，不能接着《内经》内容讲，会遗失很多重要的内容。

《内经》七篇大论被大家认为是王冰塞进去的，但是在塞进去的时候，其实还有很多内容是没有被完整托出的，所以我们知道的五运的逻辑体系就不在里面了，所以很多预测就变得不准，导致后世很多医家说运气不可不信，也不能全信。实际则是创始人没有传全法，而学习者没能完全传承下来，江右运气学术就是在五运体系内，将其逻辑关系挖掘出来。

（3）注重脉法，脉法与五运六气相结合

在中医诊断过程中，很多人更注重的是患者本身的状态，却不知道其实患者的状态很多时候反映的是整个大自然的情况。在把脉的时候，我们发现脉象很多时候是与气候同步变化的，自然界有此气候，便有此脉。五运六气脉法是在四时脉法的基础上，细化，综合五运六气的主客运、主客气的变化，从而推断出脉象的变化。

因此，五运六气脉法可以通过体察气候的变化，观察远方患者的情况，从而解决网络诊病没办法把脉的一些弊端，提升中医药的诊断水平。

四、如何学习江右运气学术

知道江右运气学术的组成要素之后，其实学习江右运气学术就变得很简单了，但是江右运气学术需要深厚的底蕴，方能不至于预测失准。如何学习也是需要有步骤的，所以我们根据江右运气学术的特点，建议按照以下步骤学习。

1. 仔细观察天地之间的物候

每一个物候出现异常，都代表着天地间的异常变化，代表着五运六气之中某个条件的异常。比如我们知道武汉地区2019年冬季出现了樱花盛开的现象，此现象其实就是暖冬的表现，是水不及的主运，还有少阳相火的客气的表现，如果只是看五运六气的公式，而不是结合物候的学习，我们就很难知道，同样是暖冬，为什么这种特殊的瘟疫会出现在武汉，而不是江西，也不是湖南？

2. 熟读《黄帝内经》

对于《黄帝内经》，特别是其中关于天地阴阳之道的描述，或者说七篇大论需要详细阅读，只有这样我们才能够很好地将生活中的细节与经典结合起来，只不过在看《内经》的时候，必须要知道其内在逻辑，不然的话七篇大论好几万字，如果要背诵，相当难。而想学习好其内在逻辑，则可以看《运气传习录》前两季的内容，现在网上皆可以看到相关内容。

3. 理论结合临床

理论需要结合临床，只有结合临床之后，我们观察天地间的气候，才能落实到人体内部，才能转化为疗效，而临床前则需要多看医案。

4. 多读中国经典著作

比如《周易》,《二十四史》中的《天官书》《五行志》,只有结合这些史料,我们观察历史上的内容,才能真正了解世界,才能真正深入学习。

《运气传习录》作为江右运气学术的代表著作,已经在中国中医药出版社出版了第一辑,上市半年来获得了大家的认可,然而依然存在一些不足。第二辑弥补了上一本的不足,后面我们还将推出《运气传习录》系列和《五运六气用药指南》系列,不断完善运气学在临床、理论等诸多方面的应用,也欢迎各位读者提出宝贵意见。

在本书即将付梓之际,对一直以来关注、支持本系列图书出版的朋友致以诚挚的谢意,特别鸣谢为本书整理做了很多工作的邹金伟。

邓杨春

2020 年 6 月 1 日

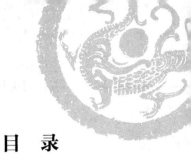

目　录

引　言

一、道 …………………………………………… 001

二、阴阳 ………………………………………… 002

三、五行 ………………………………………… 007

四、太极与无极 ………………………………… 009

第一章　五运六气脉法 ……………………… 013

一、缘起 ………………………………………… 015

1. 运用五运六气治病为什么会有无效之时 … 015

2. 五运六气脉法 …………………………… 016

二、原理 ………………………………………… 017

1. 脉象代表着什么 ………………………… 017

2. 脉象的分类 ……………………………… 023

第二章　阴阳与六气 ………………………… 029

一、阴阳的划分 ………………………………… 031

1. 为什么要定一个善恶呢 ………………… 032

2. 太极而无极，无极而太极 ……………… 032

3. 太少阴阳定善恶 ………………………… 035

二、三阴三阳与六气 …………………………… 035

三、三阴三阳为什么是环状的 ………………… 037

四、六气的世界 ………………………………… 038

五、司天与在泉 ……………………… 041

  1. 少阳司天 ……………………… 042

  2. 阳明司天 ……………………… 044

  3. 太阳司天 ……………………… 045

  4. 厥阴司天 ……………………… 046

  5. 少阴司天 ……………………… 048

  6. 太阴司天 ……………………… 049

第三章　主气与客气 ……………………… 053

一、巳亥之岁 ……………………… 056

二、子午之岁 ……………………… 058

  1. 子午之岁，少阴君火司天 ……………………… 058

  2. 主客气加临 ……………………… 060

三、丑未之岁 ……………………… 063

  1. 丑未之岁，太阴湿土司天 ……………………… 063

  2. 主客气加临 ……………………… 064

四、寅申之岁 ……………………… 068

  1. 寅申之岁，少阳相火司天 ……………………… 068

  2. 主客气加临 ……………………… 070

五、卯酉之岁 ……………………… 072

  1. 卯酉之岁，阳明燥金司天 ……………………… 072

  2. 主客气加临 ……………………… 073

六、辰戌之岁 ……………………… 076

  1. 辰戌之岁，太阳寒水司天 ……………………… 076

  2. 主客气加临 ……………………… 076

七、五郁之发 ……………………… 083

第四章　临床思辨与实践 ………………… 087

1. 戊戌年用麦门冬汤，为什么效果不好 ……… 089

2. 燥气太盛防上火，秋分后要防痘痘上脸 … 092

3. 历史上的戊戌年，用五运六气预测经济情
况 ………………………………………… 095

4. 历史的大明劫：亡于东林党还是亡于瘟疫　096

5. 瘟疫明明是肺部感染，为什么不能以宣肺
治愈 ……………………………………… 100

6. 暖冬下的众生相，流感喜欢什么样的人 … 103

7. 附子理中丸，为何成为预防感冒的灵方 … 109

8. 关于 2018 年的猪瘟与流感 ……………… 111

9. 流感那么厉害，没想到这个方见神效 …… 114

10. 神方被"平反"，好方也靠好运气 ……… 118

11. 倒春寒，到春寒，这些疾病多加注意 …… 120

12. 2018 年大寒之后，须防胃痛、中风 …… 122

13. 中医可以预测气候，能够预测地震么 ……128

14. 新年伊始：这次头晕可能是中风先兆，
千万不要掉以轻心 ……………………… 132

15. 雨水节气还下雪，"春行秋令"，到底是
怎么回事 ………………………………… 138

16. 一个五运六气的盲点：土不及，就一定
会有木太过吗 …………………………… 140

17. 怎么判断病人的死期，现在医生理论不
如老人经验 ……………………………… 141

18. 五运六气产生于什么年代 ……………… 144

19. 论数字的起源：五运六气为何是五和六
    而不是其他 ………………………………… 146

20. 运气对脏腑有哪些影响，如何来看 ……… 155

21. 五运六气如何影响人的身体 ……………… 160

22. 运气对整个大环境的影响为何会有地域
    性的差异 …………………………………… 165

23. 五运六气流年流月流日如何运用 ………… 167

24. 五运六气之常与变如何把握？在变中如
    何指导辨证用药 …………………………… 168

第五章　运气纪实 …………………………… 173
　　己亥年五运六气详解 ……………………… 175

　　1. 预测的两种方式：占星与推步 ……… 175

　　2. 己亥五运 ………………………………… 176

　　3. 己亥六气 ………………………………… 182

　　4. 己亥五运六气组合 …………………… 183

引　言

一篇文章学通五运六气，道、太极、阴阳、五行是这样的。

一、道

历来的文明都注重天文，因为在工业文明形成之前，都是农业文明，所有的农业文明都是看天吃饭，所以不管是中华文明还是印度文明，都是非常重视天文现象的。天文学是人类最开始的基础学科，对于中国人来说，天就是整个人类的起源，所以天道成了万事万物的开端。

天道是至高无上的，是独一无二的，所以我们的行为必须符合天道，这是古人的观念。荀子那句话"天道有常，不为尧存，不为桀亡"，表达的就是客观理性的规律性，没有人能够逃出天道。

天道是绝对的真理，所以不符合真理的行为就被称为"不道"，所谓的大逆不道就是来自中国人的天道观。

天道是天运行的规律，而天又包涵了日月五星，

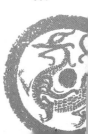

于是就有了整个天道的落实处。由于天道的绝对性，没有对比，没有对照，无法认识，所以需要找到突破口，这个突破口就是等而下之的，不是形而上的。

《黄帝内经》云："五运阴阳者，天地之道也，万物之纲纪，变化之父母，生杀之本始，神明之府也，可不通乎？"五运、阴阳就是天地之道。而事实上，我们所讲的五运、阴阳只是天道，还没有包括地道。所以五运六气在用于预测的时候，还有很多地道的内容是没有的。

二、阴阳

阴阳来自天道，也取象自日月，所以说"日月运行，一寒一暑"，而"一阴一阳之谓道"，道是什么？道无法定义，但是一阴一阳可以称为道，这个关系是无限接近，但是不能等同。

一阴一阳之谓道，道不是阴阳，但是阴阳可以表达道的规律，阳是太阳的规律，阴则是太阴的规律。太阴太阳分别代表了一天的白天与夜晚，这就是天道的最初含义。

在中国人的观念中，天地君亲师，天地为大，但是又说"天地四时"，所以四时为大。有些习俗认为，天、地、春夏秋冬都是很大的概念，所以有些小孩取名字取得过大，就可能养不大。在个人观念中，名字中有天、一、地等字眼的人，如果没有另外一个字作为平衡，就相对更容易出事。

一阴一阳不仅仅是道层面的，还是一种平衡，所以中国人最讲究的就是阴阳之间的平衡，俗语云：男女搭配，干活不累。

"阴平阳秘"是健康的最高标准，但往往又很难达到，阴阳之间的平衡是动态的，而不是静止的。阴阳之间存在着动态的相生、相克关系。阴阳有不一样，其实就是阴阳有多少，而太阳、太阴刚好就是这种阴阳关系的表现方式。

太阳的阴晴圆缺，代表的是阳气的多少，所以一天之内，一年之内有少阴少阳、太阴太阳。春为少阳，夏为太阳，秋为少阴，冬为太阴，阴阳之间存在的关系是春夏秋冬的时序与太少之间的相生。

在《周易》占法中，有占有卜有筮，占是观察的意思，占卜就是观察龟甲中的裂痕，从而指导实践；筮则是用蓍草算术，所谓的四营之数，通过将55大衍之数进行分割，最终除以四，看余数是多少。不管如何，最后的余数必定是7、8、9、6之中的一个数，奇数为阳，偶数为阴。太阳为阳，少阳亦为阳，但是对应的数是不一样的，9为老阳，7为少阳，8为少阴，6为老阴。

9、7都是阳爻，但是7为少阳，阳爻不具有变化，但是9这个阳爻具有变化的特性，而9变化

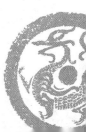

之后就变成了阴，这就是太阳生少阴，同理太阴生少阳。

因此，不管是春夏秋冬的太少阴阳之间相互转化，还是《周易》占卜中的阴阳变化都有一个规律，那就是太少相生。太少相生是整个阴阳规律的一个最基本的总结，也是五行之间关系的最好概括，更是阴阳、五行之间的连接点。

大道分阴阳，阴阳分太少，但依然不能满足对大道的概述，所以在太少阴阳之间还需要一个阳明和厥阴，两个加入之后就是六气。阴阳的多少，可以表示天地之气，风寒暑湿燥火对应的是阴阳的多少，这是中医赋予阴阳的重要意义。

由阴阳演变出来了六气体系，六气体系中太少阴阳和厥阴阳明，都是表达阳气状态的词语，但与汉代的四时与太少阴阳之间的关系又有区别。

第一个主气厥阴风木主要存在时间是春天，代表的是风气。风气是一种神奇的存在，可以作为百病之长，也可以作为万物生长的奇迹，所以厥阴风木的到来，可以催生天地间的生气，但是也会影响脾胃。

天地间充满了生长之气，其实最受伤的就是土地，因为木必须从土地中吸取营养，才能生长得很快，所以很多时候，春天一来，脾胃不好之人，就会出现肠胃不适。

另外，巳亥之年（如2019年），因为有厥阴风木司天，所以这一年的气候都含有较明显的厥阴风木特点。厥阴风木可以影响脾胃，主要是因为其属性为木，同时也会表现为气候变化。所以此时脾胃不好之人，气候一旦变化，就会出现身体不舒服。

第二个主气少阴君火，主要存在时间是夏天。夏天少阴君火，是继厥阴风木之后的一种气。这种气因为已经是火，比较激烈，也是热气，会导致火克金，所以少阴君火的主要表现为上火、失眠等问题，同时因为火气代表热，所以患寒性疾病的风险会降低。

若遇子午之岁，即地支中含有子午的年份，则客气是少阴君火司天（如2020庚子年，下同），司天即主上半年，所以夏天会异常热。如果刚好碰见了主客气也有火太过，夏天就很容易中暑，也很容易出鼻血，出现温病等疾病。

主气太阴湿土一直以来都被认为是长夏的主气，即第四个主气，但是笔者认为它应该是少阴君火之后的主气，所以第三个主气应该是太阴湿土。湿土的主要气候特点就是湿气重，会导致一个人的各种问题，但主要表现为伤肾，所以腰酸背痛在所难免。

若遇丑未之岁，则客气太阴湿土司天，所以丑未之年一般一年到头的水湿比较严重。若某年客气太阴湿土在夏天以外的季节，往往气温相对较低。

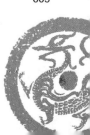

第四个主气少阳相火是比少阴君火更加强悍的火气。一般少阴君火可以通过除湿等方式泻火，但是少阳相火很多时候就需要用黄芩等泻火了，虽然有区别，但是君火、相火还是很相似。

寅申之年，客气少阳相火司天，普遍表现为温邪犯肺的问题。虽然子午之岁也有火，但是那主要是心病导致肺病，而少阳相火导致的则是比较纯粹的肺病。

第五个主气阳明燥金属于燥气，所以很多时候会导致干旱，会导致津液不足，所以伤肝。现代虽然没有研究表明肝炎的发病在秋季，但是古代其实将肝炎类疾病叫作"秋呆子"，就是因为燥气伤人肝血，所以阳明燥金会导致燥热内伤，也会导致肝血亏虚。

主气阳明燥金在秋天出现。而在卯酉之岁，客气阳明燥金司天，凡司天之客气都是客气的三之气，而主气的二之气又是少阴君火，燥火都在夏天，所以此时的夏天容易犯火灾，比如丁酉年就多处报道各种火灾。

第六个主气太阳寒水，是寒，同时也是水，所以寒冷，会导致各种伤寒疾病，五脏皆有伤寒，伤寒则气血凝滞，会出现痛症。寒伤阳气，所以心脏问题也会凸显。太阳寒水之年，大多数问题都是寒湿导致的。

若遇辰戌之年，客气太阳寒水司天，太阴湿土在泉，即上半年寒水，下半年湿土，全年寒湿交织。此类年份冬天的最后一个客气为太阴湿土，所以辰戌之年的冬天会让人很难受。

六气的主气顺序，每年都一样，厥阴风木在春天，少阴君火在夏天，太阴湿土在长夏，少阳相火在秋季，阳明燥金在秋季，太阳寒水在冬季。

但是，客气就根据不同的年份，有不同的排列方式，一般司天之气就是客气的第三个气，比如2019年是厥阴风木司天，所以客气的三之气就是厥阴风木。然后客气的六气根据厥阴风木—少阴君火—太阴湿土—少阳相火—阳明燥金—太阳寒水的规律排开。

三、五行

大多数讲五行的人，喜欢将五行的源头指向《尚书·洪范》，这固然很重要，但我们知道的五行，有生克制化的五行，有时空观念的五行，绝不是《尚书》五行所能概括的。

五行是对五星运行规律的总结和写照，这种规律产生了相克关系，有生克制化之间的转换。因为五行来自五运，而五运之间的关系需要通过五行的生克制化表现出来，所以五运与五行之间貌似不可

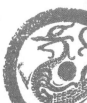

分割。

五行因为是比较复杂的关系，所以可以表示立体的关系、变化。五行因此不比六气，具有很强的时空意义。

五行可表时间，所以春夏秋冬分别对应木火土金水等元素；五行可表空间，所以东西南北中都可以五行为坐标。五行也可表时空，所以时空之间可以转换，转移。

五行表时间，但是每一年都有不同的五运，比如甲己化土，那么逢甲年就会出现土太过的情况，这是中运，还有主运和客运。

主运对于每一年来说都是木火土金水，没有哪一年不一样的，但是每一年因为具备不同的中运，所以会有不同的主客运的太过不及。

甲己化土，逢甲年，就会有土太过，逢己年就会有土不及，土太过与土不及都是这一年的中运，然后以中运推断其他主运、客运。

从土太过往前推，则有火不及，木太过，这就是太少相生的规律性；往后推，就有金不及，有水太过，所以土太过中运之年，主运的分布就是木太过，火不及，土太过，金不及，水太过。而中运又是客运的开始，所以客运则是土太过，金不及，水太过，木太过，火不及。主客运之间再结合在一起，就可以推断出每个运的气候特点及疾病特点。

现在流行的五运六气，都没有五运的五步运势推断，所以很多时候会不准。正是因为五运的缺失，六气之间的相互作用也被省略了，不能很好地加以综合利用。

五运所谓的太过不及，其实就是特色明显与否。比如木太过，主要表现在春天的特点比较突出，而木不及则代表着春天的气息不浓重。火太过，则表明夏天的热气很明显，而火不及则表现为夏天不热。以此类推，不管是太过、不及，都会有各种各样的疾病产生，这就是"一阴一阳之谓道"的原因所在。

六气从阴阳而来，之间的关系必须经过五行的相互作用，才能达到；五运来自五星，但是它们的转化还是需要有一个阴阳的太少相生。所以，不管是五运系统，还是六气系统，它们的内核都包括了阴阳与五行。

四、太极与无极

不管是五运还是六气，都包括了阴阳五行。五行含有阴阳，阴阳也含有五行，这就是中国的思想精髓，"无极而太极，太极而无极"。

无极而太极，一个没有极限的事物中，可以找到一个太极点，所以说"物物一太极"，中医的核心就是这样，从脉象可以知道五脏六腑的不适，从手

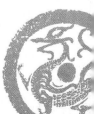

诊也能判断五脏六腑的问题。每个海里都有无数个波涛，但是每个波涛之中又有很多个海。

"太极动而生阳，动极而静；静而生阴，静极复动。一动一静，互为其根。分阴分阳，两仪立焉。"太极动而生阳，并不是说太极可以生出阳来，而是太极是这个世界的终极主宰，从这个绝对的主宰而下，把事物分成两类，一类是阳性的，主要是因为动的属性，还有一类是阴性的，主要是静的属性。动静之间没有绝对的界限，互相之间存在一个很好的转换关系，但是不管如何，都有一个阴阳属性的分判，这就是两仪的变化。

阳变阴合，而生水、火、木、金、土。从哲学层次讲，阴阳的变化能够产生五行的变化；太阳的变化，有了白天黑夜，也有了春夏秋冬，即四时五行；事实上，太阳与月亮的变化还包含了五星的变化，这也是金木水火土的变化。

以时间而论，春夏长夏秋冬是一年之气，是一年之四时，五气顺布，四时行焉。以空间而论，则东西南北中，天地之间都是五行的分布。分析五行要用时间，也要用空间，时间如流水，每个人都一样，具有同一性；空间有排异性，所以空间存在差异性。从时间上来说，五行，其实就是一阴阳也；阴阳，一太极也；太极，本无极也。从空间上来说，无极中有太极，太极又分阴阳，有了阴阳就有善恶，有善恶便有好恶，阴阳之变，五行生焉，五行之内，阴阳分焉。

时间能够统一差异性，空间区别同一性，时空之撰，便是宇宙之道，便是天道。

因为五行存在差异性，所以五脏有虚实寒热之别，五行之生也，各一其性。木有木性，火有火性，木火各有其用，各有其害。无极之真，二五之精，妙合而凝，成一气之周流，太虚聚散，人物生焉。乾道成男，坤道成女。二气交感，化生万物，万物生生而变化无穷，以此有了这个曼妙的世界。

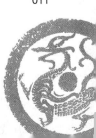

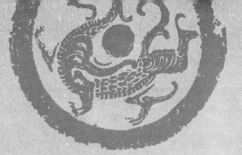

第一章

五运六气脉法

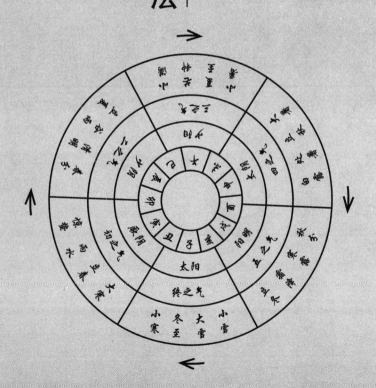

一、缘起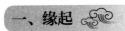

运用过五运六气的人都知道，五运六气指导现实的临床具有非常重要的意义，而临床上使用运气方或者按照运气条件开出来的方剂具有超乎寻常的疗效，但是正是因为五运六气的运用简单粗暴，使得很多"练了许久内功"的人感到不服气。很多人有疑问："我受苦受累学习了那么多的基础知识，又要学脉法，又要学药性，又要学方剂，还要学辨证，最后开出的方还不如你在随便一本书中翻出的几页纸上的一个十几味药的方子，不仅在道理上讲不过去，很多时候在经济效益上也不合理。"所以很多没用过或者没学过五运六气的人就容易不平衡，时不时指出"你的理论有漏洞，五运六气不可靠"。

其实，在中国古代的大家之中，也不乏此辈中人，陈修园就是其中一个，翻遍陈修园全书，也看不到陈修园运用五运六气的痕迹。这也是为什么现代很多人诋毁五运六气，有些不明情况的群众甚至说五运六气是迷信。其实，产生这种现象的原因之一便是五运六气有时也会失效，另外就是五运六气太简单了。

1. 运用五运六气治病为什么会有无效之时

很多时候，按照五运六气的运气方治疗，达不到预定的疗效，其中一个根本原因就是运气方是分开的，是五运方加六气方，而现实的五运六气条件不是简单的一个五运或者六气。

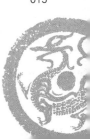

另外，五运六气并不一定就是一个纯治病的理论，而是描述天道变化对人体气机的影响，而气机出现了问题其实并不代表就要立即生病，只有在长久的气机失调之后，才会出现症状，也就是我们所说的病。所以，一般因为节气变化，很多人的脉象就跟着变，但是并不一定就代表生病了，只有在人体自己无法调节之后才会出现症状。

所以，五运六气不仅可以指导治病，更重要的是指导养生。但是因为《黄帝内经》有一句话"《脉法》曰：天地之变，无以脉诊，此之谓也"，所以五运六气影响下的脉法变化，一直被人所忽略。但是，通过临床与五运六气条件的互相对比，可以发现不同的运气条件之间有一定的对应关系，根据对应关系可以测算出人体气机的变化，也能测算出最适合治疗疾病的方药。

经过长久的观测和自我体证，特别是近几年来运用五运六气指导临床之后，我发现脉法与五运六气之间存在着非常密切的关系，于是有了总结、梳理、阐明五运六气脉法的想法，并试着将这些理论、经验笔之于书，分享出来与大家讨论，求证于大方之家。

2. 五运六气脉法

如果将五运六气理解成天地之气的变化，那么就可以参透人体气机的变化，同时就可以看透疾病发生及预后。而在诊治疾病的时候，最重要的是脉诊，这个是非常重要的，虽然我们在治疾病时可以不通过把脉开方，但是很多时候都容易误诊。

比如，通过问诊可以知道很多病人的感觉及痛楚，但是我们无法真正知道人体的气机升降。以气短来说，我们都知道气短是因为气虚，但是这种气虚是湿气导致的，还是因为脾不生肺导致的？或者是因为瘀血重？或者是肾气虚？如果没有脉象参考，在情况复杂的时候就无法一眼判定具体情况。前段时间，我给一个患者看病，按照患者的主诉其实很明显就是湿热重的感觉，但是把脉之后发现并不是如此，而是很严重的气郁——脉沉。如果一开始便按照问诊的资料加以处方，肯定是无效的。

五运六气脉法，虽然是第一次提出来，但是基于临床的观察及中医基础理论的指导，在现实中具有很强的指导意义。

二、原理

1. 脉象代表着什么

首先要明白，我们所谓的脉其实是太渊脉，在众多脉象之中，除了太渊脉还有很多其他的脉法，比如太溪脉，比如跌阳脉，比如离经脉等等，不同的脉其实代表着不同的意义。太溪脉代表的是肾经的气血状态，也包含了肾精的储藏与疏泄，所以我们需要明白的最重要的是不同的脉代表着不同的气血状态。

《难经正义》中提出：手阳明大肠脉动合谷（在手大指次指歧骨间），手少阴心脉动极泉（在臂内腋下筋间），手太阳小肠脉动天窗（在颈侧大筋间曲颊下），手少阳三焦脉动和髎（在耳兑发陷中），手厥阴心包络脉动劳宫（在掌中屈中指无名指尽处是），足太阳膀胱脉动委中（在膝约纹里），足少阴肾脉动太溪（在足踝后跟骨上），足太阴脾脉动冲门（在曲骨旁，同身寸之三寸五分），足阳明胃脉动冲阳（在足大指次指陷中为内庭，上内庭同身寸五寸是），足厥阴肝脉动太冲（在足大指本节后，同身寸二寸是），足少阳胆脉动听会（在耳前陷中）。

近人叶霖说："考《明堂针灸图》《甲乙经》诸书，指称动脉者二十余穴，惟此十余穴，或可用以诊候，而此十余穴中，又以太溪、冲阳、太冲三足脉为扼要也。"

太渊脉，最重要的就是代表着人体肺气的输布状态，小者则表达的是肺，但是肺主气，所以一般情况下也表达人体一身之气的状态。人与天地一体，所以人体内部的脉象，其实也可以表达天地之气的状态，只有明白了这个原理，才可以很好探讨脉象与肺气的盛衰、人体气机的升降出入，明白天地之气的变化之间的关系与现象。

（1）脉主寸口

脉法那么多，为什么我们首重寸口脉？这不仅是我们的疑问，其实古人也有非常大的疑惑，所以那本专门为了解读《黄帝内经》而存在的《难经》其实开门见山地提出了这个问题：

"一难曰：十二经皆有动脉，独取寸口，以决五脏六腑死生吉凶之法，何谓也？"

古人认为"五脏六腑之气，昼夜循环，始于肺而终于肺，是肺为一身之主气，而寸口乃肺之动脉，在太渊、经渠之分，为脉之大会，故越人独取此以候五脏六腑之气。然诸经动脉，不可不知，否则握手不及足，难免长沙之呵斥矣"。其实这是一个牵强的解答，不管是按照什么情况，肺气都不是气运动的开端，但是从另外一个方面却可以解释，那就是肺为气机的关键，不管是气的升降还是出入，都与肺密切相关。

寸口脉代表手太阴肺，是人体气的总主宰，所以《难经》给出的答案是"寸口者，脉之大会，手太阴之脉动也"。

《难经正义》认为："手太阴，肺之经，言肺主气，十二经之脉动，皆肺气鼓之，故肺朝百脉，而大会于寸口。寸口者，即《素问·经脉别论》气口成寸，以决死生之义，故曰寸口。寸口三部，鱼际为寸，太渊之高骨为关，经渠为尺，是手太阴肺经之动脉也。人之饮食入胃，其清气上注于肺，以应呼吸，而行脉度，越人立问之意，所以独取夫寸口，而后世宗之，为不易之法，四十五难脉会太渊，亦此义也。"

其实，这些观点解释了部分，但是并没有连接整个脉法的机制。《难经》所揭示的是太渊脉所主的气在人体内部的重要作用，人体还有一个非常重要的作用是作为天地一体的部分，不可能与天地相分开，所以只有连接外界自然，人才能真正达到"天人合一"。肺在体内的作用主要是"收敛"，促使人体气机的降，肺的一呼一吸之间，还有一个重要的出入问题，也就是说肺所主的太渊脉其实是一个人体气机升降出入的总枢纽。

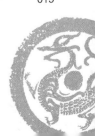

（2）呼吸定脉的重要意义

正是因为呼吸决定着人体气机的出入，所以在把脉的时候，不仅要把太渊脉，而且还要有一定的规律。

《难经》认为"人一呼脉行三寸，一吸脉行三寸，呼吸定息，脉行六寸。人一日一夜，凡一万三千五百息，脉行五十度周于身。漏水下百刻，荣卫行阳二十五度，行阴亦二十五度，为一周也，故五十度复会于手太阴，寸口者，五脏六腑之所终始，故法取于寸口也"。

很多人不明白，这个所谓的脉行一身是怎么来的，其实这个还是我们所谓的同身寸，呼吸一下就好比我们烧火的吹风箱子，拉一下推一下，就可以维持多久。如果一拉一推之间维持的时间短了，那么呼吸就会加快，如果维系的时间长了，那就是减慢。所以所谓的迟脉，一呼一吸之间脉跳动少，这说明阳气虚，说明消耗得慢，是寒性的疾病；所谓的数脉，就是一呼一吸之间脉跳动得比较多，这就是说阳气盛，或者阴虚，说明消耗得快，是热性的疾病。

《灵枢·五十营》："漏水下百刻，以分昼夜，人一呼脉再动，气行三寸，一吸脉亦再动，气行三寸。呼吸定息，气行六寸。十息气行六尺，二百七十息，气行十六丈二尺。气行一周于身，水下二刻，二千七百息，气行十周于身，水下二十刻，一万三千五百息，气行五十营于身，水下百刻，凡行八百一十丈。"

《灵枢·营卫生会》："人受气于谷，谷入于胃，以传于肺，其清者为营，浊者为卫，营在脉中，卫在脉外；营周不休，五十度而复大会，卫与营俱行阳二十五度，行阴二十五度，一周也，故亦五十度而复大会于手太阴矣。"

《素问·平人气象论》："人一呼脉再动，一吸脉再动，呼吸定息，脉五动，闰以太息，命曰平人。是脉者，营气也。行经脉一日五十周，今日平旦始于手太阴之寸口，明日平旦又会于手太阴之寸口，此五脏六腑之所终始，故取法于寸口也。"

所以脉的迟数，其实是由人的呼吸决定的，"脉者，血中之气也，经言营气，取营运于中之义"，人体从外界吸收很多水谷精微物质，在中焦经过脾胃的作用，"化赤为血"，血就是人体需要的基础物质，但是血是阴性的，所以需要气来推动，而肺呼吸的自然界之气就是此种推动的力量来源。

（3）脉的浮沉意象

脉的迟数是人体内部机能决定的，而浮沉则是天地之气变化的表现。脉的浮沉其实就是气机的表现，在大自然之中，一年四季对应春夏长夏秋冬，有生长化收藏的区别，对应的气的运动状态也有区别。比如，春夏之气升，秋冬之气降，长夏之际脉是不浮不沉。长夏是一个氤氲的季节，所以不浮不沉，不迟不数。只要人体之脉不与四时同，那就是病。

《难经》中有一难专门讲解脉法中的阴阳，"四难曰：脉有阴阳之法，何谓也？然：呼出心与肺，吸入肾与肝，呼吸之间，脾受谷味也，其脉在中"，"此言脉之阴阳虽在于尺寸，其阴阳之气，又在浮沉。如心肺居膈上，阳也，呼出必

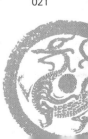

由之，肾肝居膈下，阴也，吸入必归之。脾受谷味，为生脉之原而在中，而呼出吸入，无不因之，故诊脉之法，浮取乎心肺，沉取乎肾肝，而中应乎脾胃也"。

其实，按照脉法，尺寸的区别是呼吸的差别，也是出入的差别，气机的出入又关乎升降。如果通过立体的转换，其实尺寸的差别又可以转换为浮沉的区别。

"浮者阳也，沉者阴也，故曰阴阳也"，其实五脏的脉跟四时的脉是相通的，浮沉对应四时，"春弦夏洪秋毛冬石"，对应的就是一年四季天地之气的变化与运动规律。

（4）何为浮脉

"按之不足，举之有余曰浮，浮为阳者，象火而炎上也；按之有余，举之不足曰沉，沉为阴者，象水而润下也"。

一般来说浮脉分两类，一类是局部浮脉，局部浮脉必定伴随着某个脏腑的功能失常，而浮脉为阳，一般预示着六腑的疾病，比如膀胱、三焦、胆、胃、大肠等；另一类是整体脉，如果没有特定的明示，其实所谓的浮脉就是整体浮脉，也就是说寸关尺三步脉都是浮脉，代表着一身之气都升浮至肤表。常见的就是感冒，所以中医说"一分浮脉一分表"，此处所谓的浮是整体的浮，而不是局部的浮。

"心肺俱浮，何以别之？"

虽然是浮，但心肺都处于上焦，脉都浮，也有区别。心脉的浮，肯定有心所主之血的现象，所以心脉之浮，有气不足血有余之象，古人认为是浮大而散。而肺脉对应的是毛脉，轻清，按下去就没有了，这就是典型的涩脉。所以说"浮而大散者，心也；浮而短涩者，肺也"。

（5）何为沉脉

《难经》说："肾肝俱沉，何以别之？"肝脉和肾脉都是沉脉，怎么来鉴别它？"牢而长者，肝也；按之濡，举指来实者，肾也；脾者中州，故其脉在中，是阴阳之法也。"其实春脉弦也是肝脉，弦脉是什么情况？按之如琴弦，所以叫作弦脉，这种情况一般是中取得之。如果是沉取得之，则弦象并不明显；浮取得之，则不是弦脉，而是浮脉。肾脉是沉脉，这种沉就是非常用力才能摸到的脉。

浮沉迟数是脉法的四大纲，只要将这些都大概分清楚了，就可以非常好地运用。从迟数上来说，一呼一吸四至以内，那就是迟脉，一般表达的是寒性的疾病。如果一呼一吸五至，则是刚好的缓脉，缓脉并不一定就是健康的脉，而是要排除脾胃病之后才能确定，千古以来很少人会指出这个；从浮沉来说，则沉脉在里，一般都是肝肾之脉，有的是附骨脉，代表着有非常阴寒之邪，可能是癌症的表现。稍微往上一点，就是脾脉、肝脉，脾脉在中间，中取得之，一般这种脉象是正常的，但是也有的时候表示脾胃出问题了。

2. 脉象的分类

《难经》首先提出六气脉"经言少阳之至，乍大乍小，乍短乍长；阳明之至，浮大而短；太阳之至，洪大而长；少阴之至，紧大而长；太阴之至，紧细而长；厥阴之至，沉短而紧。此六者，是平脉耶？将病脉耶？然：皆王脉也。其气以何月，各王几日？然：冬至之后，初得甲子少阳王，复得甲子阳明王，复得甲子太阳王，复得甲子少阴王，复得甲子太阴王，复得甲子厥阴王。王各六十日，六六三百六十日，以成一岁。此三阳三阴之王时日大要也"，但是《难经》的脉法还是比较理想化的，没有真正将脉法精细化，五运六气脉法还没有临床可运用性。

五运六气脉法其实就是要在原来的基础上加以细分，一个脉代表着一个意向，代表着人体气机的状态，所以五运六气可以分为十一个要素，可以代表着不同的脉象，或者兼有不同的脉象。

比如，春脉弦，对应的就是春天的气候特点，厥阴风木，还有木太过，或者土不及。夏天的脉象就是洪脉，那么对应的就是火太过，对应君火，部分相火也有对应效果。长夏的缓脉，其实对应的就是土太过、太阴湿土，或者木不及。秋天的毛脉，也就是浮脉对应的就是金太过，或者燥金，或者木不及等。冬天的石脉，对应的就是太阳寒水，就是水太过、火不及等意象。这些都有一定的规律，简单分拆开来，然后再组合在一起，就可以在临床上大加运用。

《新刊图解素问要旨论》指出："岁厥阴所至，其脉弦软虚而滑，端直以长，是谓弦，风之性也，木之象也。实而强则病，不实而微亦病，不端直长亦病，不当其位亦病，位不能强亦病。岁少阴所至，其脉钩，来盛去衰，如偃带钩，是谓钩，暑气之性，火之象也。来不盛去反盛则病，来盛去盛亦病，不偃带钩亦病，不当其位亦病，位不能钩亦病。岁太阴所至，其脉大而长，往来远，是谓长，湿之性也，土之象也。大甚则病，长甚则病，不大不长亦病，不当其位亦病，位不能大长亦病也（经言此脉在太阳所至之下，其气亦安，今易于此尔）。岁少阳所至，其脉大而浮（浮，高也；大谓稍大于诸位脉也），热之性也，火之象也。大浮甚则病，浮而不大亦病，大而不浮亦病，不当其位亦病，位不能浮大亦病。岁阳明所至，其脉短而涩（往来不利，是谓涩，往来不远，是谓短），燥之性也。短甚则病，涩甚则病，不短不涩亦病，不当其位亦病，位不能短涩亦病。岁太阳所至，其脉沉（沉，下也），按之乃得（下于诸位脉），寒之性也，水之象也。沉甚则病，不沉亦病，不当其位亦病，位不能沉也病。凡此天和六脉，所至之状，咸有归旨，天之道也。"

这些都是我们诊脉的一个大原则，但是具体运用上，则需要我们细化，因为不管是什么时候都有可能出现厥阴脉，不同的时期出现厥阴脉具有不同的意义，比如春天得厥阴脉，一般来说是正常的，但是夏天如果得厥阴脉，则肝病明显，特别是长夏季节的厥阴脉更代表疾病较重。

（1）厥阴脉

厥阴对应的是风木，代表的是一种春升之气，所以在脉象上，厥阴对应的应该是弦脉，是浮脉。除此之外，厥阴对应的春升之气如果不能正常升浮，那么就会出现脉气结于中焦，会出现很明显的关脉浮滑等现象。

如果厥阴风木出现在春夏，那是刚好有春升之气，是同性的气，所以可以很好地对接，不算什么大病。但是出现在其他时候，就比较难受了。比如，厥阴风木脉象出现在秋天，或者冬天，就代表着疾病比较严重了。比如，冬天如果出现了厥阴风木的客气，一般情况下就会有几天相对比较温暖，很多温病就容易发生。

（2）少阴脉

少阴脉对应的是心脏之脉，也是夏季的洪脉。洪脉是什么感觉？就是一团火往上蹿，象征着长养之气，所以一般这种脉象很难出现在寒性疾病之中，对于寒性体质的人来说也很难见。

洪脉，或者类似于洪脉的有力，但是中间又不是非常实的情况，都可以视作心火上炎，或者表现出来充满希望。与洪脉对应的是实脉，也就是中取有力，沉取还是有力，实脉一般都是体内邪气盛的表现。比如，我们通常可以在体热的人身上摸到实脉，特别是尺脉实代表着便秘，肠子里面有大量的燥屎。

（3）少阳脉

少阳脉一般都是对应的弦长，但是很多时候并不一定就是弦长，因为弦长其实代表的是春升之气，如果是春升之气太过，就会出现呕吐的现象。所以，临床上可以观测到，一般有呕吐的都有弦长脉，或者是关部比较滑数。

弦长之脉，一般暗示着肝的藏泄功能出现了问题，所以一般要是出现了少阳脉，很有可能是血症，出现上部或者下部出血等症状。

（4）太阴脉

太阴对应的是湿气，湿气与少阳不一样，一般会有细、沉的特色，所以太阴脉应该是居于太阳脉之上，少阳脉之下的。一般在太阴脉中，包含了少阴脉。主要出现太阴脉的时机是长夏，长夏有火热之象，也有水湿之象，所以一般脉象上会比较中和，不会出现纯粹的夏季脉，而是相对应有细脉、滑脉、洪脉交替出现。

太阴湿土因为很容易阻滞肺气的升降，有的时候表现为脉象有点难以捉摸。

（5）阳明脉

按理说，阳明对应的是燥金，是秋天之脉，有明显的毛象，也就是轻轻一摸就可以摸到。所以，阳明脉的第一个脉象就是毛象，浮脉。正是因为浮脉意味着燥金，所以很多脉浮导致的疾病，如果大量使用发表的药物，一般会出现肝血虚的亏象。

阳明脉还有一个特点，那就是燥气强旺之时，一般还意味着体内津液比较亏虚，所以还有大便比较干燥，有燥屎则六腑不通，洪脉、实脉就出现了。阳明脉所谓的长大而实就是因为这个原因。

（6）太阳脉

太阳寒水对应的是冬天严寒之气，每到冬天就会有"君子固藏于密"，天地之气收藏于地中，人体之气也会藏于内脏。脉象表现上，也是沉脉为主，当然沉脉的加强版中的伏

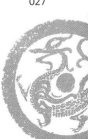

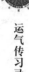

脉也是其中一种。

不管太阳寒水出现在什么时候，都会对脉象形成一定的影响，其余五气也一样，所以我们在把脉的时候就必须了解时令的运气条件。

五运六气与脉法之间存在着内在联系，同时又是中医学中的精奥内容，所以研究它们之间的关系以及运用非常有必要。对五运六气的运用，在诊断上可以帮助我们在不了解患者具体情况的基础上获得抽象化的四诊资料。比如火太过意味着金受克，这样就有一定的四诊资料可以作为参考；脉法则是五运六气的具体化资料，我们可以通过具体的脉诊推测五运六气的条件综合作用的结果，比如太阳寒水与火太过之间，会出现气郁的现象，这就需要用脉法加以确认，增强五运六气的准确性。

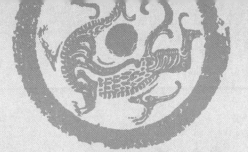

第二章

阴阳与六气

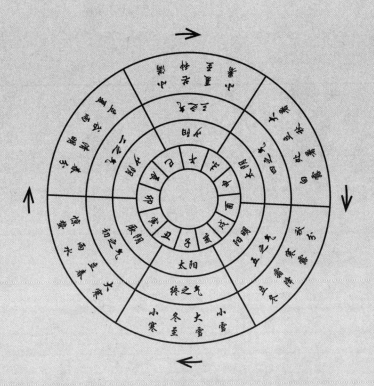

一、阴阳的划分

在进入六气的学习之前，我们还是要分别以下五运与六气的差别。其实五运六气是完全从阴阳五行推导出来的，然后结合气候变化，阴阳五行的关系，又是一篇大文章。我建议大家可以先学习一下宋明理学，宋明理学是很高明的。

《内经》有一句话，高度概括了整个中医药学的理论基础，那就是"五运阴阳者，天地之道也，万物之纲纪，变化之父母，生杀之本始，神明之府也，可不通乎"，这段话对于中医来说，就是最高的概括，几乎是一句话打遍天下。但是这句话中包含的内容，可就多了去了。

在五运阴阳之中，五运就是前面我们讲解的内容，而阴阳就又要分了。阴阳最开始是分成了一阴一阳，所谓的"一阴一阳之谓道，成之者性也，继之者善也"，什么意思呢？一阴一阳可以叫作道，而不是说一阴一阳就是道，这是中国的语法习惯界定的。成之者性也，万事万物都有一个性，这个性是怎么来的，主要就是一阴一阳的变化。如果一阴一阳不变化，没有规律，就不会有万事万物，而所谓的阴阳，其实在周易的概念体系之中，代表的就是日月。

那么为什么说继之者善也呢？因为我们的定义就是，以天道定善恶，所有符合天道的就是善，就是合乎规律的。而所谓的恶就是违背了天道的，所以中国儒学家对人性的定义，特别是宋儒和明儒，人性就是善的。为什么？因为人之性从天地而来，而符合天地之道，正是因为符合天地之道，

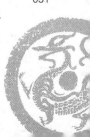

所以需要我们认识它，按照天道进行操作。

1. 为什么要定一个善恶呢

如果不定善恶，那么人类就没有了行为准则，比如杀人，如果没有善恶，好比道家所谓的天地不仁以万物为刍狗，那天地生人没有恩情，父母养人没有恩情，那就会导致民众举手投足没有了依据，很多人就会进行诡辩。

所以，天道本身就是善的代名词，而人就是天道的继续，我们如果做了不道的事情，那就是恶，那就是对自我的不负责，就是自我残害。对于身体来说，也是一样的，所以不管哪个时候，我们一定要符合规律，一定要明白事理。

2. 太极而无极，无极而太极

其实，我以前发表过很多关于中医宇宙观的文章，这些文章都是对于如何看待整个世界的中医方法，但是有一个终极的问题，那就是人类来自哪里？现代的进化论，自然能够解释人类的起源，但是到了宇宙的起源时，就陷入了无休止的争论。

现代的宇宙论，其实一直延续着欧洲理性主义的论调，认为世界是可知的，宇宙是有开端和结尾的，所以有所谓的世界末日，所以霍金的宇宙爆炸论和黑洞理论才能得到大家的认可，事实上，这些都是一个假设。

无极而太极，太极而无极，其实就是一种打太极，但是我们的打太极比西方的打太极要高明得多。在经验主义那里，世界是没有尽头的，时间也是没有开始与结束的；但是在理性主义者的眼中，则完全相反。

康德对这个问题进行了比较有意思的证明，即所谓的时空的二律背反：

（正面）世界有时间上之起始，就空间而言，亦有限界。

吾人如假定为世界并无时间上之起始，则达到一切所与时间点，必已经历一永恒无始之时间，因而在世界中已经过事物继续状态之无限系列。顾系列之无限，由此种事实所成，即系列由继续的综合绝不能完成之者。故谓已经过一无限的世界系列，实为不可能者，因而世界之起始，乃世界存在之必然的条件。此为所需证明之第一点。

至关于第二点，则任吾人又复自其相反方面言之，即假定为世界乃一共在事物之"无限的所与全体"。顾"不在直观中（即在某种限界内）所授与之量"，其量之大小，仅能由其部分之综合思维之，至此种量之总体，则仅能由"以单位逐一重复增加而使之完成之综合"思维之。故欲以充满一切空间之世界思维为一全体，必须以"一无限的世界所有各部分之继续的综合"为已完成者，即在列举一切共在事物时，必须视为已经历一无限时间者。但此为不可能者。故现实事物之无限的集合体不能视为一所与全体，故亦不能视为同时授与者。是以就空间中之延扩而言，世界非无限的，乃包围在限界中者。此为争论中之第二点。反面主张世界并无起始，亦无空间中之限界，就时空二者而言，世界乃无限的。

（反面）世界无时间上之起始，就空间而言，亦无限界。

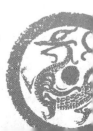

盖若吾人假定为世界有起始。则因起始乃以"其中事物尚未存在之时间"在其前之一种存在，故必有其中世界尚未存在之先在时间，即虚空时间。顾在虚空时间中并无事物发生之可能，盖因此种时间除"非存在"云云外，无一部分较之其他任何时间具有特异之存在条件，不问事物假定为由其自身发生或由某种其他原因发生，此点皆适用之。在世界中固能开始种种事物系列；但世界自身则不能有起始，故就过去时间而言，乃无限的。

事实上，康德二律背反就是我们所谓的无极而太极，太极而无极，他的证明是非常复杂的，但是我们的证明却是相对简单。

因为，我们的证明其实是从时间上来说空间，从空间上来说时间，时空是互相的，也是相互借用。比如说，日中，表达的意思是时间概念，但是使用的却是空间的标志；有的时候，又会用时间来表达空间，比如中午，其实这个时间概念就已经有了空间的色彩。所以，我们在时间上总是不那么关注，因为这个没办法抓住，但是对此又非常重视，比如我们注重生死，其实就是对时间的重视。

既然时空无法把握，那么就用一个可以把握的东西来表达，来研究，这个时候就有了阴阳，也就是日月。大家要注意，我们所有的文化都是从时空来，回到时空上去。古代中国用的是太阴历，还有太阳历，两个是混合着使用的，所以我们非常注重阴阳。

现代霍金关于时空的那些理论，其实是在理性主义即现在的科学主义的框架下得出来的，并不是一个哲学的解释，而是科学的解释。大家要知道，科学与哲学是存在差别的，科学是研究事实的学科，而哲学是研究思维的学科，研究思维就是研究如何认识世界，其中包括了世界的本原、世界的现象，还包括了人类研究世界的方法。但是科学就是研究世界的现象与本质，并没有在乎主观的、能动的东西，所以科学是假定人可以绝对的客观与正确，丝毫没有考虑人的主观，这样就容易出现很多问题，康德把这种问题叫作独断论。

3. 太少阴阳定善恶

因为有了阴阳，所以可以表示道了，所谓的道其实就是天道，或者说大多数情况下就是指的天道，天道最主要的就是太阴太阳运行的规律，也就是日月。日月有变化，所以就有了所谓的太少阴阳，太少阴阳就是整个宇宙的一个颠扑不破的规律性总结。

在中国人的观念中，首先是道，而所谓的道就是不偏不倚的中道，但是中道是不可求的，所以就有所谓的太过不及。很少人能够一直在道的范围内，所以就有了太过不及。日月的阴晴圆缺就是一个太过不及的表现，当然，习惯上不叫太过不及，而是太少阴阳。

二、三阴三阳与六气

随着太少阴阳的引入，很多概念开始变得复杂。比如太阳代表的是夏天，是烈烈夏日，而少阳代表的是春天，太少

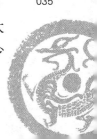

阴阳代表了一年四季，是一个时间的概念，但是这个时间概念代表了太多的其他信息。比如夏天虽然是时间概念，但是夏天的温度、湿度、阳光等问题也与其他时间不一样，这就只能用阴阳来表示。

正是因为这样复杂，所以古人对太少阴阳又进行了分类，变成了三阴三阳，这个三阴三阳其实就是根据阴阳的属性来分的，而且它们之间存在着一些相对关系。《内经》将阴阳的概念接过来，然后加以考虑，有了一个重新的划分。

比如"阴阳之气各有多少，故曰三阴三阳也。形有盛衰，谓五行之治，各有太过不及也。故其始也，有余而往，不足随之，不足而往，有余从之，知迎知随，气可与期"。这是对天地阴阳之气的划分，但是对应于人体，就有另外一个划分的方式。

比如"夫人之常数，太阳常多血少气，少阳常少血多气，阳明常多气多血，少阴常少血多气，厥阴常多血少气，太阴常多气少血。此天之常数。足太阳与少阴为表里，少阳与厥阴为表里，阳明与太阴为表里，是为足阴阳也。手太阳与少阴为表里，少阳与心主为表里，阳明与太阴为表里，是为手之阴阳也。今知手足阴阳所苦，凡治病必先去其血，乃去其所苦，伺之所欲，然后泻有余，补不足"。

如果以整个地球作为一个太极，那么这个整体的春夏秋冬一天到晚就有阳气多少的变化；如果以一个人体为太极，那么这个整体也有气血虚实分布的，不同的经络的气血状态不一样，所以有多气多血、少气多血等状态的不一样。

以上就是道—阴阳—太少阴阳—三阴三阳的演变规律，这个规律是最基础的，是五运六气的基础，如果不明白这个道理，那么很多东西就容易出错。

三、三阴三阳为什么是环状的

正是因为三阴三阳的概念是来自于少阴少阳，而少阴少阳是来自于一年四季，所以三阴三阳表达的也只能是一年四季，不能表达一天内的时间。如果表达的是一天的时间概念，那么这个模型就有了一个很大的缺陷。

比如，有人希望用五运六气预测每一天的气候影响，这样就会走火入魔了。因为一天的时辰虽然与一年的十二月都用地支来表示，事实上还是有很大的差别的。

五运六气之所以可以预测，那就是因为整个地球的气候都是有规律可循的，也就是说整个五运六气系统都是一个闭环，没有开口。没有开口，所以所有的东西都跑不出去，都会是这个系统内的。出现了过热的现象，那么在一个周期内，必然会出现过寒的气候，因为随意截取一个周期，我们的能量几乎都是守恒的，不守恒就会出现更大的乱子，所以这就是五运六气预测的原理。

著名的预测高手刘伯温写过一本《郁离子》，在此书中，刘伯温借助东陵侯的口，问出了占卜的基本原理，文中记载：

季主曰："君侯何卜也？"东陵侯曰："久卧者思起，久

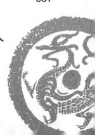

蛰者思启，久蛰者思嘶。吾闻之蓄极则泄，闷极则达。热极则风，壅极则通。一冬一春，靡屈不伸，一起一伏，无往不复。仆窃有疑，愿受教焉。"季主曰："若是，则君侯已喻之矣，又何卜为？"东陵侯曰："仆未究其奥也，愿先生卒教之。"

占卜是否有规律可循？没有。如果说有，那就是中庸，只要出现了过偏，在一定时期内就会出现纠偏。这个规律是不会变的。

占卜的原理，在《周易》中也可以找到，这个是《周易》占卜的常，还有一些变，知常达变，那么预测就十有八九能够中了。

五运六气就是这样，本来五运是无法完成周期环形的，但是我们巧妙地运用了一个合化五行。合化五行最早来自哪本书，已经无法考证了，但是在《内经》中就已经使用了，这个是大家都公认的。要知道，合化五行其实是正五行的变种，最早的五行就是五行，五行之间没有什么关系。后来到了汉代，五行之间存在着两种关系，一种是克，一种是生，所谓的克就是金克木、木克土、土克水、水克火等，所谓的生就是水生木、木生火、火生土、土生金等。再到后来就有所谓的制化，也就是《内经》中的复，以及后来的所谓"通关"。

四、六气的世界

中国古代的世界观就是基于道与阴阳，而阴阳分成少阴少阳，太阴太阳。如果从道的层次下降到气的层次，那么少阴少阳、太阴太阳的名词就需要表达成为其他的内容了，如六气。

比如，以阳气而论，风寒暑湿燥火都含有阳气的成分，"寒暑燥湿风火，天之阴阳也，三阴三阳上奉之"，寒暑燥湿风火，对应着天之阴阳。六气出现在不同的季节，发挥着不同的作用。

《内经》谓"燥以干之，暑以蒸之，风以动之，湿以润之，寒以坚之，火以温之。故风寒在下，燥热在上，湿气在中，火游行其间，寒暑六入，故令虚而生化也。故燥胜则地干，暑胜则地热，风胜则地动，湿胜则地泥，寒胜则地裂，火胜则地固矣"。

六气从功能上说，是对地球上的事物的影响，从季节上，则可以分属于不同的节气，但是不同的节气并不一定就只有一个气，比如春天是不是只有厥阴风木？肯定不是的，春天也有六气，但是厥阴风木是主导，其他都是次要的。

其实，五运六气的基础是浑天说，所谓的浑天说，就是在盖天说的基础上发展起来的。最早记载浑天说、盖天说、宣夜说的书是《晋书》，大家别看《晋书》没有名气，其实它的《天文志》是最完备的，后代史书的《天文志》都是在它的基础上修修改改，并没有太大的区别。

史书记载：古言天者有三家，一曰盖天，二曰宣夜，三曰浑天。汉灵帝时，蔡邕于朔方上书，言"宣夜之学，绝无师法。《周髀》术数具存，考验天状，多所违失。惟浑天近得其情，今史官候台所用铜仪则其法也"。

所谓的盖天说："其言天似盖笠，地法覆槃，天地各中高外下。北极之下为天地之中，其地最高，而滂沲四隤，三光隐映，以为昼夜。天中高于外衡冬至日之所在六万里，北极下地高于外衡下地亦六万里，外衡高于北极下地二万里。天地隆高相从，日去地恒八万里。日丽天而平转，分冬夏之间日所行道为七衡六间。每衡周径里数，各依算术，用勾股重差推晷影极游，以为远近之数，皆得于表股者也。"

盖天说的数学基础是平面几何，主要是勾股弦定理。天圆如张盖一样，地方如棋局之中的棋盘。正南面而立，则天旁转如推磨而左行，日月相对的就是右行，随天左转，故日月实东行，而天牵之以西没。其实日月都是往东走，但是因为天向西行，所以感觉太阳、月亮都是东升西降。就好比蚂蚁在磨石之上，磨左旋而蚁右去，磨走得快而蚁走得迟，故不得不随磨以左回。天在南方高，在北方较低，日出高，故见；日入下，故不见。日朝出阳中，暮入阴中，阴气暗冥，故没不见也。夏时阳气多，阴气少，阳气光明，与日同辉，故日出即见，无蔽之者，故夏日长也。冬天阴气多，阳气少，阴气暗冥，掩日之光，虽出犹隐不见，故冬日短也。

其实，《黄帝内经》中关于时间阴阳属性的定义也是来源于盖天说的，包括后世的很多学说还是有盖天说的影子。

而所谓的浑天说，就是整个地球在一个虚空之中，好比鸡蛋黄在鸡蛋清之中一样，具体的内容就比较抽象，但是总体跟现代的宇宙论差不多，所以一直以来被后世所采纳。

"天如鸡子,地如鸡中黄,孤居于天内,天大而地小。天表里有水,天地各乘气而立,载水而行。周天三百六十五度四分度之一,又中分之,则半覆地上,半绕地下,故二十八宿半见半隐,天转如车毂之运也。"

五运六气的世界,就是基于浑天说,地球就像一个鸡蛋黄一样,在整个大气之中,大气就分为六种,这六种大气对大地发生作用,就有了万物。

以上所说为五运六气的宇宙观基础,当然,那个时候的人的思想不是太单纯,有的时候也可以看到盖天说的影子。如果深究浑天说的内容及现代宇宙论的内容,大家可以看王夫之的《思问录》和《明史》《天文志》的内容。

五、司天与在泉

司天在泉是中医运气学之中的一个非常关键的要素,每一年都有司天与在泉。其实大家有没有发现,司天在泉很有意思,比如太阳司天必定有太阴在泉,少阳司天必定有厥阴在泉,阳明司天必定有少阴在泉,阴阳之间都有一个搭配。

虽然从阴阳上来说,司天在泉是相对的,阳对阴,阴对阳,阴阳之间必定是一对一,二对二,三对三,这与中医的阴阳学说是很一致的。但是从六气的角度,那就另外说了。太阳寒水,对应的是太阴湿土,五行的关系不是核心,而是六气的性质是核心,司天与在泉的六气特点必定有一些相似处。

太阴湿土与太阳寒水，都是水湿，但是一种是阳，一种是阴；阳明燥与少阴火，都是火，但是一是阳，一是阴；厥阴风与少阳相火，其实都是温热，但是一是阳，一是阴。性质是相同的，但是阴阳不一样。

一阴一阳之谓道，这是六气的根本，所以我们理解五运与六气需要分别对待，六气的源头是一阴一阳，五运的源头是五行。阴阳讲究平衡，五行也讲究平衡，这个是五运六气的一个核心内容，但是五运六气的平衡是在时空范围内的平衡，不是简单在人体。

1. 少阳司天

少阳司天，火气下临，肺气上从，白起金用，草木眚，火见燔烔，革金且耗，大暑以行，咳嚏衄衊鼻窒，曰疡，寒热胕肿。风行于地，尘沙飞扬，心痛胃脘痛，厥逆膈不通，其主暴速。

少阳司天，主要代表的是相火，相火是火，而相火就是火太过，必须看住了。火气从夏天，长夏，其实在南方或者中原地区，热度到了长夏季节都非常高。相的意思，就是看住的意思。有监察的意思，中国古代的文化很有意思，相火大家以为是辅助性的火，实际上是监察性的火。比如，我们知道皇帝其实很容易专权，所以会有一个丞相，丞相的作用就是监察皇帝的，所以历来的皇帝都非常讨厌丞相，特别是集权政治下的皇帝，到了朱元璋直接就把丞相废了。而御史中丞，则又是监察丞相的官，整个形成了三权分立。

火到了夏天就很旺了，如果不加控制，很多情况就会变得不可控制，所以这个时候天地间会形成制衡，水克火，所以水与火结合之后，就出现了我们所说的暑，暑气就是整个水火的结合体，也就是所谓的相火。

所以在少阳相火司天的年份，主要的表现就是火太过，对金进行了克制。"火气下临，肺气上从"，本来肺是主收敛的，但是经过火气的向上发展，就会有肺气升而不降，出现咳逆上气。同时，因为火克金，也有时候会表现为金的作用增加，"白起金用，草木眚"，所以出现了草木眚的情况，这种现象，其实就是五运里面的子复母仇的情形，但是六气之中只有常，没有变。

如果是正常的情况，那么就会出现火太过，"火见燔焫，革金且耗，大暑以行"，这种气候，就是比较热，这种热是暑热，跟少阴君火还不一样。

一般少阳相火会导致金受克，所以皮肤、鼻子、肌肉之类的人体结构都容易出现问题。"咳嚏鼽衄鼻窒，曰疡，寒热胕肿"，咳嗽、打喷嚏、出鼻血、鼻炎等问题都出现了，跟 2019 年的火太过有点类似。

在具备上述特点的时候，也会出现木太过的情形，其实也是火克金，导致了一系列的反应，金受到克制，那么木就会大行其道，所以有"风行于地，尘沙飞扬，心痛胃脘痛，厥逆膈不通，其主暴速"。风大，沙尘自然就起来了，所以北京以前是风沙大，是厥阴风木主事，2010 年左右是太阴湿土主事，现在开始又出现了风沙大的情形。风沙大就容易出现肠胃病，所以在北京待着的人，很容易肠胃不适，特别是外地人。一开始我到北京，很不明白为什么那么多人动不动就是肠胃不适。

木太过主事，其实就会出现克土的现象，所以会出现胃脘痛，会出现风病。大家都知道风善行数变，所以一般中医对于变化无常的疾病都从厥阴风木的角度来治疗，这个也能得到很好的疗效。

2. 阳明司天

阳明司天的年份，也就是卯酉之岁，一般都会有干燥的特性。燥气比较特殊，一般燥气偏凉，但是燥气要是遇见了阴性的气候，如太阳寒水、太阴湿土，就会比较冷；但是如果遇见少阴君火，少阳相火，就会比较燥热。

燥气与热气，其实都是一个缺水的气候，燥从火，热也从火，所以需要克服燥气和热气的最好办法就是用寒水。但是，同样是火，少阴君火为阴，少阳相火为阳，所以这也有不一样。

阳明司天，燥气下临，肝气上从。按照五行的生克制化，金会去克木，所以燥气司天的年份，很多人会得肝胆疾病，这种肝胆疾病一般是燥气重导致的肝血亏虚，所以燥气重的时候，一般要注意补肝血。

但是五行之间的关系，虽然是相克，也有相制，金克木，有的时候木也会反过来很强大，所以就会有木克土的现象出现。苍起木用而立，木启用之后，就会开始克制土，所以说土乃眚。如果是以燥金为主的气候，就是 2019 年春末夏初的气候，太阳寒水与阳明燥金同时出现，所以就有了冰雹，如凄沧数至，在五六月份，突然出现了零下几度的气候，草木就会出现凋零，所以说木伐草萎。

如果出现了燥金的明显气候表现，那么就会在人体表现出肝胆气不足的现象，如胸胁痛，如眼睛的问题，还有眩晕等，甚至肝肾虚的人都会出现四肢腿脚的问题。

刚才说了金木之间的相互牵制，也说了木土之间的相互牵制，其实很多时候会有火金之间的关系出现，如果金气太旺，克制木太过，就会有子复母仇的现象，比如突然变得很热，这个时候就会出现暑热之气，火气旺自然就会有上火的现象，会有小便变色、心痛等现象。

另外，如果是金太过，大家可以推测出水这个五行的特点，燥金太过，自然就有水不及，所以这样的话，冬天就会出现流水不冰的现象。

3. 太阳司天

其实由一个太阳司天，就可以推断出客气与主气的变化，一年的气候就了如指掌了。

《内经》上说"太阳司天，寒气下临，心气上从，而火且明"，大多数情况下，寒气司天，则会有心火受克的现象，所以会有心气升而不降，或者降而不升的现象。当水克制火太过之后，就会出现火反噬的现象，所以有"丹起，金乃眚"，好比冬季的感冒，就有点金乃眚的意思。内经中经常提到眚，眚本来就是目疾的意思，但是通常表示比较轻微的灾难。

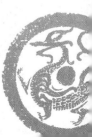

司天在泉，虽然没有太过不及的区别，但是还是在五行生克制化的体制内转换，所以一方力量被克制得太过，自然而然就会被反噬，大家也可以通过这个来预测很多事情。寒水司天的年份，经常出现"寒清时举，胜则水冰"，而有的时候"火气高明，心热烦，嗌干善渴，鼽嚏，喜悲数欠"，一方面时不时出现"热气妄行"，这个时候就会有心烦等症状，一方面又出现寒气重导致的人体的阳气受到损伤，所以会有打喷嚏、打瞌睡的现象。如果有明显的寒气来复，霜不时降，心气受到了损伤，就会有瘀血，会有阳郁，善忘。

寒气重，很多时候也代表着寒湿重，所以"土乃润，水丰衍"，比如2018年的南方就雨水特别多，河流经常饱满。而时不时的寒气来临，又会使人水饮内蓄，中满不食，皮𢶆肉苛，很多人皮肤病犯了，有的是筋骨疼痛，筋脉不利，甚则胕肿，身后痈。

4. 厥阴司天

巳亥之岁，按照运气规律就是厥阴风木司天，厥阴风木司天其实一个东西就定住了其他六气的规律，包括主气、客气，厥阴风木属木，所以一般情况下都是出现木太过的情形。

因为厥阴属木，木与火之间存在相互生生化化的关系，所以春天只要有一个客气有少阴君火或少阳相火，或者客运有火，就会出现很多问题。温病学派的人发现了这个规律，所以一般就将春天的传染性疾病定义为风温。其实，风温是会导致一定的内伤性疾病的，因为厥阴会克土，所以出现脾胃疾病、腹泻，或者内伤疾病。温病学派的人观测到了这点，但是没有在治疗的时候运用上，只知道不能用辛温的药，而是要用一些辛凉之药。虽然我没有用过温病学派的方子治疗温病，但是他们的这些方肯定是有效的，在治疗温病的过程中，用药过重了不行，用药过轻了也不行。

我们可以看看，厥阴司天的情况下，主要有哪些多发疾病。厥阴风木一般来说不是代表风，而是代表气候变化，气候变化一般就会导致人体的脾胃不能适应，所以说"风气下临，脾气上从，而土且隆，黄起，水乃眚"。在土受克的时候，如果木的力量突然削弱，很有可能会有土的反噬，所以会出现肾水受伤，也有可能是子复母仇，如金反过来克制木，所以说"土用革"。脾胃受伤，包括很多变化，其中一个就是人体的肌肉出现问题，胃口大减。

这个子复母仇的关系很有意义，以前我在跟一个老师抄方的时候，看见他治疗重症肌无力，疗效非常好，但看来看去都觉得有点疑惑，为什么在治这种病人的方中会使用肺药，比如紫菀等药，当时只是听老师说了一下，说什么紫菀能够治疗肌肉萎缩，《神农本草经》有明文记载。

事实上，这是一个五行之间的生克制化的问题，我们知道的所谓的肌肉萎缩等问题，其实就是中医的中风。中风病大多数的原因其实都是因为脾胃虚，所以一有气候变化，人就会生病。在治疗中风病的时候，有一个方大家都非常熟悉，那就是小续命汤，这个方治疗的就是风太过的情况下导致的疾病，而事实上，小续命汤主要的药物就是肺药，可以开泄肺经的，是麻黄汤加入补脾胃的药之后才达到了那么好

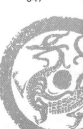

的效果。更绝的是，小续命汤用来治疗各种肌肉萎缩问题也是疗效非常好的。

在厥阴司天的大条件下，"风行太虚，云物摇动，目转耳鸣"，一般这种年份，高血压就开始泛滥了，出现很多稀奇古怪的现象，目转耳鸣。其实高血压与近视之间，存在着非常大的相似性，很多近视眼一开始的症状就是眩，古代又叫念成幻，也就是产生重影的意思，所以肝风内动是近视、高血压的共同病机，这两个疾病都是现代中国最常见的两种疾病。

从这个角度来说，雾尘和空气污染是导致近视眼及高血压高发的根本原因，所以一般用含有发表药物的方剂治疗疾病，第一反应就是人的眼睛变亮了。中国的地理环境，本来就是东方实西方虚，所以要泻南方补北方，但是现代的环境条件变成了泻西方，补东方，所以这两类疾病就高发了！

5. 少阴司天

少阴司天是一个比较特殊的年份，因为按照中国干支文化，子午之岁，是矛盾比较大的年份，因为子午之间存在着相互克制的关系，所以很难协调。因为子为水，午为火，水克火，而少阴君火又是火，在古代水克火，水火之间为夫妻，所以也叫作从妻化。

"少阴司天，热气下临"，在子午之年，热气下临，所以普遍地说，这两年是比较热的。但是，热也要看季节，因为司天在泉定了之后，就会有六气主气客气的规律，不过不管如何，这两年是比较热的，温度相对较高应该是没问题的。

"肺气上从，白起金用"，君火主事，一般来说就会有肺金受到克制的规律，但是克并不一定就是绝对的优势。从字源学上讲，克是耐的意思。比如《尚书》中有一句话"沉潜刚克，高明柔克"，说的是沉潜的人耐得住阳刚之性，而高明之人耐得住阴柔之性，克都作耐讲。如果再换一个表述，能耐，能克，一个人有多大能耐，也可以说有多能克。

在君火主令的条件下，其实很多时候金会反过来，在耐住了火克之后，金反而变得很锋利，所以可以损害到草木。"草木眚"，一方面是火克金，导致肺系疾病，如气喘、呕吐、发热恶寒，另外一方面则是因为金伤及肝胆，所以出现了鼻炎，甚至出鼻血的情况。

少阴君火司天的年份，一般来说，第三个气就是客气为少阴君火，而通常情况，第三个主气就是太阴湿土，这个时候火与湿土在一块，就是所谓的"大暑流行"，湿热很旺盛，所以会出现皮肤疮疡，会出现泥石流，很多易滑坡的山体在这个时候就很危险了。随着湿热的旺盛，到了下半年，其实就是阳明燥金在泉，火气就会与燥金之类的条件一起，构成了整个气候的干燥，所以说"地乃燥清"。在整年都比较温暖的条件下，有某些时候其实还是会出现反噬，所以"凄沧数至"，燥金开始反复一段时间，这个时候就是金克木，所以会有胸胁疼痛，会有经常叹气，会有草木零落等。

6. 太阴司天

太阴湿土是一个比较特殊的符号，我一直认为，湿土是含有热象的，所以太阴湿土司天，虽是湿，但湿与水有区别，区别就在温度上。正是因为湿气与水有区别，所以能够克水。

大家都知道，久住湿地会导致风湿等疾病，但是很少人知道，风湿病患者虽然害怕冬季，但是其致病原因从根本上讲是因为人体的"汗出当风"，也就是说人体发热后毛孔打开，然后水湿之气进入人体，这才是导致人类得风湿疾病的关键要素。

因为湿气会克水，所以太阴湿土的年份，要注意肾病，"肾气上从，黑起水变"，肾水受到克制，就会导致各种肾病。同时，因为湿气在气交，就会出现雾尘等各种气候，此时会导致人体的气机失常。通常情况下，雾尘会导致人性情不好，而很多时候都是通过影响脾胃来实现的，所以在治疗雾尘的时候，一般要着重在脾胃上做文章，我一般治疗雾尘就会用一用补中益气丸，很多时候有效。

湿土克制肾水，所以很多时候会出现阳痿的情况，肾虚则阳不举。肾虚还会导致的情况就是腰酸腿疼，四肢不方便，所以在《神农本草经》中就说白术可以利腰间血，可以治疗腰酸腿疼，这个是很有见地的。

太阴湿土司天，到了冬天的时候，一般就有太阳寒水在泉，所以《内经》说"地乃藏阴，大寒且至，蛰虫早附"，然后因为气候太冷，水太过，自然就会克制心火，这个时候就会导致心下疼痛，会有地干燥，出现结冰等现象。

帝曰："岁有胎孕不育，治之不全，何气使然？"岐伯曰："六气五类，有相胜制也，同者盛之，异者衰之，此天地之道，生化之常也。故厥阴司天，毛虫静，羽虫育，介虫不成；在泉，毛虫育，倮虫耗，羽虫不育。少阴司天，羽虫静，介虫育，毛虫不成；在泉，羽虫育，介虫耗不育。太阴司天，倮虫静，鳞虫育，羽虫不成；在泉，倮虫育，鳞虫不成。少阳司天，羽虫静，毛虫育，倮虫不成；在泉，羽虫育，介虫耗，毛虫不育。阳明司天，介虫静，羽虫育，介虫不成；在泉，介虫育，毛虫耗，羽虫不成。太阳司天，鳞虫静，倮虫育；在泉，鳞虫耗，倮虫不育。"

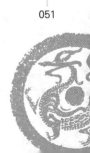

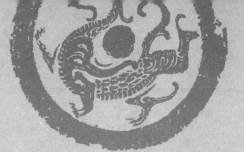

第三章

主气与客气

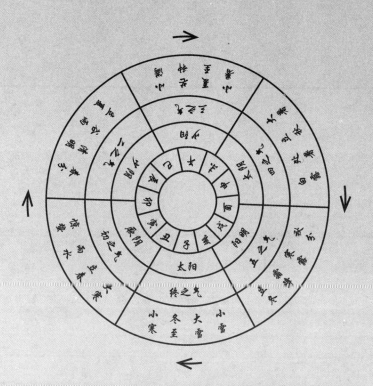

根据五运六气的推算规律，可以推算出不同年份对应的六气的规律，其实《黄帝内经》里面的文字都是按照六气的规律推测出来的，其中出现"或者情况"的气候和疾病，就是跟客气有关。

我一直强调一个关系，那就是主气与客气之间的关系，主气是主人，在哪里是不会变的，好比我们住在家中，那么我们自己就是主人，但是会有客人来访，客人来访就是前脚进门，后脚又出去，而且永远不知道他是什么时候来。我们现代的通讯方式很方便，所以有客人来都事先知道了，但是古代是没有这种方式的。

要知道会不会有客人来，最好的方法就是用占卜的方式了解，但是占卜并不是每一个人都知道，古代占卜是很讲究的，需要好的乌龟壳，一个上好的乌龟壳估计就值好多钱，一般人根本用不上。

所以后世很多学者就发明了各种占卜的方式，比如最常用的一个就是占梦。占梦很有意思，古代没有心理学，所以占梦很受大家欢迎。我们有一个很好的占卜方式，那就是看喜鹊，喜鹊的叫声有规律，有经验的人就可以根据喜鹊的叫声判断是喜事还是有客来了。

其实，《周易》里面就有占卜客人的卦，比如需卦"入于穴，有不速之客三人来，敬之终吉"，这个卦告诉人家，要躲进家里去，古代的人都是居住在洞穴里面的，所以叫作入于穴，在家里好好待着。所以我们小时候如果担心有客人来，就会有一个人在家待着，守着。客人，那就是"不速之客"，他们的来去是没有规律的，所以叫作不速之客。

大家体会一下这个场景，就能很好把握什么是客气了。所以你算得再准都算不准不按规律出牌的对手。预测的时候，主气是可以预测的，但是客气是不好预测的，但是可以肯定的是在一定的时间范围内，客气还是会回来的。

六气是非常规律的，几乎都是一样，每一年的主气都一样，第一个气是厥阴风木，第二个气是少阴君火，第三个气是太阴湿土；第四个气是少阳相火，第五个气是阳明燥金，第六个气是太阳寒水。这六气的规律决定了一年四季的气候，而且每年都是一样的，所以这些都没什么好计算的，但是唯独有一个就是，这六气是有阴阳五行属性的，这些属性会在一定程度上作用于五脏。

一、巳亥之岁

巳亥之岁，厥阴风木司天，少阳相火在泉，所以客气的三之气就是少阳相火，以此可以确定一年的客气规律。

主气：厥阴风木—少阴君火—太阴湿土—少阳相火—阳明燥金—太阳寒水。

客气：阳明燥金—太阳寒水—厥阴风木—少阴君火—太阴湿土—少阳相火。

根据这个特点，其实就可以完全不用看《黄帝内经》推断出一年四季的气候特点，也可以进一步推断出一年四季的疾病特点。

巳亥之岁的一之气，主气是厥阴风木，但是客气却是阳明燥金，说明什么呢？主气对于气候来说很重要，每年的春天都是多风的，但是中医所谓的风，根本不是普通人所习以为常的风，而是多变的气场。所以春天的气候是多变的，而人体的疾病呈现出多变的特点时就是风病。所以厥阴风木第一个特点就是多变，气候的多变；第二个特点就是厥阴风木是属木的，木对土是有克制作用的，所以在春天一般都会出现各种脾胃不适，各种脾胃病；第三个特点就是厥阴风木还有寒热属性，风气是温暖的，所以一般有厥阴风木时就要考虑温暖的气候。这个时候，还有一个客气是阳明燥金，这样就会出现春天的气候偶尔比较凉快。

巳亥之年的二之气，主气是少阴君火，客气是太阳寒水，少阴君火代表的是温暖之气，所以一般每年的二之气都是比较热的，但是太阳寒水是什么呢？是寒，但是也是水。

三之气，会有太阴湿土与厥阴风木的加持，这个时候与二之气有一点差别，少阳相火与湿土不一样，相火来得猛烈一些，而湿土来得温和一些，所以三之气来临，可能会比较难缠，黄芩、黄连等苦寒的药物会用得多一些，可以除湿也可以清热。同时，还有一些清透的药物，比如栀子、黄柏、连翘也有用到的机会。

四之气，是一个少阳相火和少阴君火的结合，相火本来就比较热，还有一个君火，那就会出现异常热。要知道，君火与相火在一起，最主要的特点是湿热，是闷热，所以2019年的申月、酉月，大家需要注意防火。当然了，这是对于大自然的防火，其实在家中也需要防火，家中的防火就

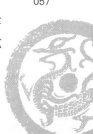

需要注意更多因素了，有的房子就注定是容易着火的，而一般的又不注意，就会出现问题。

五之气，是阳明燥金再加上客气太阴湿土，一个燥是凉，再加太阴湿土，那就是湿，所以 2019 年的秋天应该是比较寒冷的，大家要做好准备，只不过因为下半年少阳相火在泉，所以寒冷的气息会减弱一些。

巳亥之年的六之气，必然有太阳寒水的主气，而客气则是少阳相火，所以 2019 年的冬天应该会比较暖，刚好又碰见了水不及的主运，这样 2019 年的暖冬将会比其他时候来得更猛烈，所以 2019 年的冬天有流感是不可避免的，此时的治疗方略也与 2018 年冬天不一样。

这样的话，水不及的主运，火太过的客运，主气客气又那么严重，所以感冒应该是很严重的。

二、子午之岁

1. 子午之岁，少阴君火司天

在每一年的气候中，有少阴君火出现的时候就是需要很注意的时候，因为此时很有可能是流感发生的时候，很多瘟疫都是因为有两重火，最终导致气候异常暖，所以产生了温病。翻开《黄帝内经》，其实最容易出现瘟疫的时候，大多数是冬天，还有的时候就是夏天，或者暖春。但是，在《黄帝内经》中缺少一个五运主客气的细分文章，所以对于瘟疫的预测只是停留在用六气的组合，很多时候是不太准的。

所以，《运气传习录》的第一辑，着重解决的就是这个问题，主要就是五运的主客运之间的结合，用之推测气候的异常，从而推测出疾病的特点。而后续，我们开始学习的主要就是六气的组合。对于六气的组合，其实讲解的意义不是很大，《黄帝内经》之中的《六元正纪大论》已经很详细地解答了诸多问题，但是因为这个篇章只是结合了主气客气，所以被很多人认为就是五运六气的全部，而需要活学活用的主客运的组合则被忽略，这是现代人学五运六气缺失的重要部分。

五运是天干所化，六气是地支所成，天干与地支代表的是天地，是动静，所以很多时候我们必须结合动静，结合阴阳，才能将所有的问题细致入微地解决。一开始学，很多人只会套用六气，其实很多时候都是预测不准的，我也上过这方面的当，所以就觉得《黄帝内经》忽悠人，也有一种感觉，就是自己总是进入不了状态。

如果大家慢慢摸索，一步一步分析，很多气候现象都是能够分析出来的，而且不做事后诸葛，这样逐步就能建立自己的信心，这个很重要。只有建立了信心，才能运用得得心应手。得心应手之后，就可以自己推测，完全不需要看《黄帝内经》的内容了，而此时得出的结论几乎与《内经》一致，有的时候自己都会很震惊，这也从侧面说明了这个思路是正确的。

根据少阴君火司天的规律，可以推出客气的三之气为少阴君火，而终之气的客气为阳明燥金。所以子午之岁的主气客气的排列方式如下：

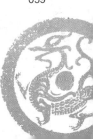

主气：厥阴风木—少阴君火—太阴湿土—少阳相火—阳明燥金—太阳寒水。

客气：太阳寒水—厥阴风木—少阴君火—太阴湿土—少阳相火—阳明燥金。

2. 主客气加临

根据主客气的叠加，一之气为主气厥阴风木，客气是太阳寒水。按照五行的生克关系，那么太阳寒水属水，是可以生木的。水生木则木得力，所以一般来说寒冷的天气，助推风气是很有力度的，也就是说子午之岁的春天，将是寒风冷冽。同时还要注意，太阳寒水的客气其实还代表着这年春会有那么几天很冷，如果刚好碰见五运也是木不及，那么倒春寒就会很明显。

本来春天就容易风木主事，会导致脾胃问题，一般来说温热之气大盛，就会出现中焦湿热难受，而寒湿太盛就会导致脾胃阳虚，比如2019年的大寒到立春之间，其实是温热有点明显，所以这段时间要多注意湿热问题。但是，子午之岁，一般都是寒湿为重，所以脾胃阳虚的问题会相对严重，此时就应该考虑重点在顾护脾胃阳气身上。

有生活经验，或者比较关注气候的人都知道，一般春天冷，会伴随着夏天，或者秋天的热，这是从事农业生产的人都会关注的。子午之岁出现的倒春寒，其实就意味着夏天会很热，不过倒春寒的出现，其实也可以很好地指导用药。

大家都知道，太阳寒水出现，就会出现阳气被郁的现象，很多时候需要考虑疏肝，考虑温阳，所以在这种情况下，就要用到附子、干姜，用到理气之药。用方上，可以重点考虑附子理中丸，考虑四逆汤或者平胃散加减。有的时候，加上一些疏肝理气的药物，比如柴胡疏肝散，也很有必要。

子午之岁的二之气，是少阴君火加临厥阴风木，所以整个夏天就会很热，本来厥阴风木只是增强了气候的变化，但是少阴君火实际上也是很热的代名词，木火之间存在相生的关系，子午之岁的夏天应该是比较热的。

一般碰见这种五行相生的关系，就可以很好地判断气候和疾病的特点。厥阴风木与少阴君火在一起，就自然会有火克金的反应，比如有些人出鼻血，出现咳嗽等症状，此时也要考虑使用一些清热的药物，如栀子豉汤之类的，或者因为失眠导致的各种失常，也可以考虑三黄泻心汤。因为是夏天的君火，所以此时出现中暑等情况的可能性不是很大，在治疗上主要还是预防失眠，也有可能出现流感、瘟疫。对此时的流感、瘟疫，就可以考虑用温病的思路了。比如温病学派的桑菊饮、银翘散等方剂，此时就有运用的可能。

三之气，主气是太阴湿土，客气是少阴君火，这两者在一起，湿热之气就很旺盛，此时就要考虑因为湿热导致的各种疾病了，比如中暑、腹泻等。在历来的理论中，白虎汤都是被认为治疗气分之热的。但是，我经过考证发现，其实白虎汤就是治疗湿热的专方，所以我在硕士研究生的时候就写了一篇文章，专门举例说明白虎汤是治疗湿热疾病的，其中中暑就是一个很好的案例。

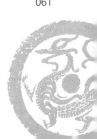

其实人参白虎汤治疗的是中暑、湿热，还有一个非常有名的方也是治疗中暑，治疗湿热的，那就是清暑益气汤。"东垣清暑益气汤，参芪归术加草苍；升葛泽曲麦味合，健脾祛湿此方强。"两个方对比起来，就很有意思了，白虎汤用的是石膏、知母、甘草、粳米，有清热有补气有除湿的，还有甘草。而清暑益气汤则主要是补气的参、黄芪，还有除湿的苍术、泽泻，重点在祛湿上了。

当然，如果大家比较懒，直接就可以使用中成药，比如藿香正气水，因为有少阴君火的原因，可以加入少量的小柴胡汤，很多时候，小柴胡汤都是治疗中暑非常好的药，很平和。

四之气，主气是少阳相火，客气是太阴湿土。这两者的组合与君火、湿土的组合有得一拼，所以这种情况下，也会有中暑，但是四之气的中暑与三之气的中暑是不一样的，因为这个时候的客气是湿土，而前面的客气是君火。所以三之气注重在清热的层面，用药可以着重考虑白虎汤等清热的，但是到了四之气则会着重考虑湿气，藿香正气水将成为首要的方式。

一般情况下，藿香正气水使用的标准就是看有没有湿气，看有没有肠胃症状，如果有肠胃不舒服，比如腹泻，直接上藿香正气水，效果非常好。如果有大便秘结，则可以直接考虑白虎汤，这两者的差别就在这。

五之气开始，主气是阳明燥金，客气是少阳相火，一个是燥，一个是火，这样就会出现干燥又热的现象，多半都会有火灾发生，这种气候一般也会有旱灾，所以很多时候需要提前预防。

因为燥气重，还有相火，很多时候就可以用上一些性温的药物，还需要加入一些润药，这种就是现代温病学派喜欢的路子，比如桑菊饮、玉女煎等。其实在经方中，白虎汤、人参白虎汤，还有麻杏石甘汤也是非常合适的。一般来说，秋天出现咳嗽、皮肤干燥、口渴，使用麻杏石甘汤，往往效果特别好。

六之气，因为主气是太阳寒水，而客气是阳明燥金在泉，所以金水相生，会表现为非常冷，此时就要着重考虑因为寒水太重导致的各种问题了。

比如太阳寒水是水，水克火，很多心火弱的人就会受不了，出现心脏问题。因为有阳明燥金，所以其实就不仅仅是心脏问题了，还有因为肝血不足导致的各种问题。所以子午之岁的冬天，不仅需要补阳，还需要补血，重点考虑四逆汤之后，还需要加入一些补肝血的药物，如酸枣仁之类的，或者直接使用四物汤加四逆汤。不过这种模式有时候很让人受不了，因为这是温补的路子，感觉不伦不类。

三、丑未之岁

1. 丑未之岁，太阴湿土司天

丑未之岁，按照正经五行的定义，丑属于湿土，未属于燥土，丑未之间存在相互冲开的作用，所以一般丑未同时出

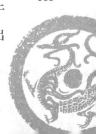

现就会出现一些不是土的现象。但是，五运六气所用的是合化五行，不是正经五行。

丑未之岁是太阴湿土司天，这个很好记，辰戌为阳土，所以司天的是太阳寒水，太阳为阳；而丑未为阴，所以司天的是太阴湿土，如此记忆就行。不过太阳与寒水对应，却是阴；太阴与湿土对应，却是阳。六气与太少阴阳之间存在着阴阳互补的关系。

太阴湿土司天，那么整年的气候以湿气重为主，所以这年的气候应该经常出现雨水天气，这是无法避免的。但是也有的时候会出现雨水不足，这就要与五运相互作用，对着看了。

通常来说，湿土导致的大多数是肾病，也有时候是外感，是脾胃内伤，从湿土的五行来说，湿土是土，所以克水，而水代表的是肾，所以这一年会出现肾虚的现象。

太阴湿土司天，对应的是太阳寒水在泉，所以下半年会出现很多冷的天气，特别是冬天，如果还遇见了一个水太过之年，比如乙未年、乙丑年，本来就有一个水太过的主运，再加上一个太阳寒水在泉，那么整个冬天就会很冷了。

2. 主客气加临

丑未之岁，太阴湿土司天。司天之气一般是客气的三之气，所以这一年的主客气规律如下：

主气：厥阴风木—少阴君火—太阴湿土—少阳相火—阳明燥金—太阳寒水。

客气：厥阴风木—少阴君火—太阴湿土—少阳相火—阳明燥金—太阳寒水。

大家一定发现了主客气之间的同步性，其实按照三之气为太阴湿土的主气来推测就是这样，如果按照三之气为少阳相火，则不一样。这个还是需要在现实生活中多验证，看看哪个排列方式的准确度更高。

初之气，厥阴风木双重，所以木克土的性质会很强，木克土容易导致脾胃问题。春天出现脾胃的问题也是最普遍的，比如因为木克土出现的腹痛，此时就可以考虑使用玉屏风散，此方里有一个祛风的防风，还有黄芪、白术。防风为祛风之药，对于木土不和的问题可以很好预防。白术是健脾祛湿的，而黄芪是补气的，如果没有防风很有可能会补得太过，出现上火现象。玉屏风散可以预防感冒，其实就是加强了脾胃的运化功能，能够促使人体按照宇宙的规律应对疾病。

厥阴风木太过，最容易出现的问题就是眩晕，所以对于容易出现眩晕的人，平肝健脾是非常好的选择，比如每年春天都可以考虑使用半夏天麻白术汤，这个方是一个非常好的预防头晕的方剂，特别是有痰之人，服用之后疗效就相对较好。

厥阴风木主事，还有一个重点症状就是心胸疼痛，特别是胃脘痛。这种胃脘痛，很多时候可能治疗的关键点就是泻肝，所以《伤寒论》中有一个治疗胃脘痛的方法就是加入白芍。《金匮要略》中治疗心下疼痛者，就是加白芍。可见厥阴风木导致的各种问题，都可以用白芍加减变化对应之。

二之气主客气都是少阴君火，因为丑未之年比较特殊，主气客气都是重合的，所以夏天很热，但是客气是君火代表偶尔会有那么几天出现异常的高温，而君火作为火最大的作用就是克制肺金，所以金火所在的时节会出现肺部不适。

君火旺盛，所以会导致肺部问题，最需要的就是泻火治疗。但是火一般还带着一定的湿气，所以有时候祛湿也会兼有泻火之功。经常用来泻火的是三黄泻心汤，但是也有其他方法，比如栀子豉汤。

三黄泻心汤是一个运用非常广泛的方剂，只要出现了上火的现象，比如上窍出血，就可以服用；如果还有一点阳虚，就可以在泻心汤中加入附子，寒热并用。其中的黄芩是非常有名的泄肺火的药，而黄连、大黄则是泄胃火之药，肺火在肺，也在胃，没有胃部之火，就不会有肺部之火。

栀子豉汤是治疗虚烦不得眠，或者是现代所谓的郁火的著名方剂，特别是有一些因为君火太旺盛导致的鼻炎，可以用栀子宣一宣，肺气就打开了，自然就没问题了。

三之气是太阴湿土，主客气都是一致的，为什么三之气是太阴湿土呢？按照我们日常的理解，其实每年雨水最多的时候是季风时节，大多数人认为是立秋之后，也就是我们所说的长夏。但是，长夏季节除了湿气，还有一个很重要的火热之气，从5月23日左右开始的节气一般就是端午左右，这个时候刚好是水湿很重的季节，与7月23日开始的长夏季节相比，是不一样的。从5月23日左右开始是湿气重，但是不热；7 月 23 日开始是湿气重，还很热。

相火代表的是暑气，湿土代表的是水湿，所以第三个气应该是太阴湿土，而不是少阳相火。

相火与水湿最好的对比方式，我觉得可以从五苓散和白虎汤加以考虑。太阴湿土太过导致的中暑等疾病可以用五苓散治疗，而少阳相火导致的问题则要用白虎汤或者含有泻火药物的方剂治疗。这是两者最大的差别。

四之气主客气都是少阳相火，两重相火的话，就必须考虑到伤及肺气了，少阳相火伤肺，所以有的时候白虎汤也可用来治疗肺金之热。事实上，白虎汤是阳明经的药物，怎么能治肺金气分热证呢？只有从五运六气的角度加以考虑，才能扯上关系。

五之气是阳明燥金，因为这一年的在泉是太阳寒水，阳明燥金本来就有肃杀之气，所以秋天会来得比较早，肃杀之气的表现会淋漓尽致，秋天的银杏叶之类的会特别黄，到时也是一大景观。

因为阳明燥金生太阳寒水，所以此时寒湿之气会很重，同时因为阳明是燥，所以这一年稍微需要注意一下山火，但是司天在泉不是火，也不是燥，所以即使有山火，也不太严重。

阳明燥金是燥气，因为带有寒气，所以又叫作凉燥，燥气在六气中的阴阳分类是阴。燥金既然有寒凉的属性，所以要用一些温阳的药物加以治疗。有的时候可以用四君子汤，或者八珍汤，或者理中丸。

六之气主客气都是太阳寒水。太阳寒水代表的是寒冷、寒湿之气，所以丑未年的冬天会异常冰冷，需要提前做好防冻措施。寒湿太重，容易导致寒湿型感冒，所以丑未年用到《伤寒论》中治疗少阴病的"麻黄附子细辛汤"的可能性很高，当然，也有可能用到麻黄汤、麻黄加术汤，或者附子理中丸。

丑未之岁的终之气，其实跟辰戌之岁的终之气很类似，丑未之岁终之气是太阳寒水重叠，辰戌之岁终之气是太阳寒水和太阴湿土两者同时出现，所以冬天都是寒湿很重的。

四、寅申之岁

1. 寅申之岁，少阳相火司天

少阳相火是一种比较特殊的火，正如《内经》所谓"君火以明，相火以位"，大家对于少阴君火、少阳相火，不知道是怎么理解的。但是，我觉得君火是一个动宾结构，相火也是一个动宾结构。

君火，是管理好这朵火，相火是看住这朵火，两者都是对火的一种监督管理。因为火是至高无上的，所以必须是明，而君火以明，就是对火提出的要求，火如果不明，那就失去了本色。事实上，火有的时候是不明的，比如所谓的暗火，幽暗的蓝光，有些液化气点燃的火，就不是光明的。

火是文明的源头，所以从这个角度讲，君火是必须明的，没有明媚的火光，就没有天下的太平；同时，作为君主，火是肆无忌惮的，所以必须要有制衡，这个时候就需要相火，看住这朵火。

《诗经》里面说："相鼠有皮，人而无仪！人而无仪，不死何为？"这里的相鼠，不是一种老鼠叫作"相鼠"，而是教人看老鼠，你看那只老鼠都有皮，人如果没有礼仪，那还不如死了算了，这是一种诗的表达方式，先言他物以引起所咏之词，是赋比兴中的兴的手法。

正因为君火之本性是肆无忌惮的，而人体不需要它太过热烈，所以必须对其有所控制。春秋时期，晋国有所谓的赵家，也就是我们熟知的赵氏孤儿之家，别人形容他们"赵衰如冬日之阳，赵盾如夏日之阳"，冬日之阳可爱，夏日之阳可畏，所以夏日之火是需要看住的，只不过初夏、孟夏之火，还不是很热，只有到了仲夏之火，才是最恼人的。

因此，少阳之火即相火，应该是最顶端的时刻，也就是过了此段，火就开始下降变弱了。所以少阳相火在太阴湿土之后、阳明燥金之前，这是我坚持的一个原因。

少阳相火是火，所以一定程度上是可以克制肺金的，所以往往出现少阳相火的时候，都会有出血的症状，如鼻血、牙龈出血等，而此时最常用的就是黄芩。

黄芩是一个神奇的存在，张仲景用黄芩治疗最多的就是"口苦"，口苦者加黄芩，已成为一个颠扑不破的铁律。临床上，口苦之人，往往有胆囊问题，或者是胆囊炎，或者是胆囊结石，还有一种情况就是十二指肠炎，在中医基础理论里把这种现象叫作相火上炎。而作为本草成就最大的明代本草学家——李时珍，对于黄芩的运用则大多在出血，特别是发热出血同时出现的情况下。

相火又叫作暑气，暑气是包含了湿气与热气的，太阴湿土是湿，少阳相火是热与湿，湿热同时存在。所以少阳相火存在的季节，一般都容易出现中暑，对于中暑基本就是从湿热两方面加以防治。有的时候，小柴胡汤因为可以降相火，所以亦可以是治疗暑气的经典方剂。不管如何，只要是少阳相火存在的节气，或多或少都会出现火热现象，都需要注意，用药上也比较有特点。

2. 主客气加临

因为已知寅申之年少阳相火司天，所以可以很易推断出客气的六气排布特点：少阴君火—太阴湿土—少阳相火—阳明燥金—太阳寒水—厥阴风木。主气，必然还是从厥阴风木开始，到太阳寒水结束。光从这个客气，我们就可以清楚地了解到，春天来临之后，会有那么几天非常热，甚至刚立春就有可能让人感觉穿衣服必须少点，稍微多一点就会受不了。

在南方就有这样的感受，一般在暖春的时候，带回去的羽绒服基本上派不上用场，而这样的春天必然也伴随着桃花开得旺盛。但是，并不一定说，每年的客气是君火就会有暖春，还是要结合五运六气所有的要素综合判断，毕竟五运的影响是很大的。

稍微晚一点的夏天，因为有一个太阴湿土的因素，所以夏天会比较湿，比如夏天会有雾蒙蒙的感觉，会感觉很湿漉漉的。同时，因为湿气是可以影响肾功能的，所以关节炎之类的疾病也需要重点关注一下，特别是因为湿热导致的关节炎。

到了三之气，基本上就是 5 月下旬开始，因为有一个客气相火，还有夏天的到来，所以会变得异常的热，司天、主气、客气同时影响的话，夏天特别热。这个时候，火刑金，很多流行性疾病就开始发生了。曾经有一个统计，发现《内经》里面关于瘟疫发生的条件，一般都有两个及以上的君火、相火同时加持。

四之气开始，因为客气有阳明燥金，加上本来四之气就是少阳相火的主气，两阳相互作用，燥热就会很明显。加上下半年客气有一个厥阴风木，木生火，火克金，所以燥金倒是没有那么明显，但是秋天有春天的气息，所以也有可能很多凋零的花草开始长出新芽，很多人需要注意脾胃疾病，特别是本来就有肝胃不和症状的患者。

五之气是太阳寒水，太阳寒水本来就有寒冷的意思，但是此时的主气还是阳明燥金，金生水，故而寒湿之气会加重，所以秋天虽然没有表现出肃杀之气重，却表现出来了寒气明显。肃杀之气与寒气之间存在很大的差别，这就是燥金与寒水的区别。肃杀之气，使得树木干枯，而寒水之气，因为有水在，虽然寒冷，但是树木的凋零也没有那么快。

最后一个季节，客气就是厥阴风木，厥阴风木本来含有温暖之气，所以冬天出现了春天的气息，这就是"冬行春令"，很多春天的疾病就会表现出来了。木克土，冬天本来

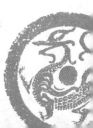

是胃口大开之时，突然出现了春天的气候，很多人可能就会出现呕吐等疾病，所以必须格外注意。

以上为寅申之岁的六气客气主要作用，因为主气的顺序是不变的，气候特点也是一定的，所以最应该关注的就是客气引起的各种气候变化，然后根据气候变化了解疾病的规律。

五、卯酉之岁

1. 卯酉之岁，阳明燥金司天

阳明燥金属金，这是很多人容易搞混的。因为在《伤寒论》中，阳明是土。但是运气的阳明与六经的阳明是不一样的，我们需要重点区别开来，如果混一而解，就容易闹笑话，且在中医理论内部，也会导致各种不好的影响。

阳明燥金，其实是一种燥气，燥气本来是没有寒热之分的，只能说燥气是一种比较容易变化的气候，因为没有水，所以气温变化很大，而燥金的到来往往是深秋季节，所以燥气往往带有一定的寒凉性质。

温病学派喜欢将燥气叫作凉燥，而现代的基础理论则将燥气划分到阴性属性的邪气，这些都是很重要的观点。燥金因为属金，所以很多问题可以从这个五行属性推导出来，金可以克木，这是最重要的属性。

卯酉之岁阳明燥金司天，就是说三之气的客气是阳明燥金，定了三之气，然后通过前后推测，客气与主气的搭配就可以推出来。

主气：厥阴风木—少阴君火—太阴湿土—少阳相火—阳明燥金—太阳寒水。

客气：太阴湿土—少阳相火—阳明燥金—太阳寒水—厥阴风木—少阴君火。

其实从主气中少阴君火与阳明燥金之间的隔两个气配对，其余司天在泉也是隔两个气配对来看，第四个气也应该是少阳相火，而不是太阴湿土。

2. 主客气加临

主客气之间的配合，因为一之气客气有了太阴湿土，所以主气厥阴风木是带着一定的水分的，就好比秋季的季风气候，既有风，又有湿气，所以就是风湿。很多人这个时候其实也同样要注意风湿，本来厥阴风木代表的就是温暖之气，代表的是春升之气，突然来了一个湿气，那就是风湿相互作用，很多风湿关节炎患者就会比较难受了。

从脏腑的角度来说，湿气是土，主要克制的是肾水，肾水受伤，加之很多风湿病患者本来就是肾虚，所以此时的问题就比较明显。

客气是湿土，有可能是湿气重，比如下雨相对较多，也有可能是雨水不多，但是必定是湿气重，这是没办法逃避的。《内经》中说"地气上为云，天气下为雨"，能不能下雨

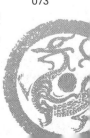

看的是地气能不能上去，天气能不能下来，如果地气上去了，比如木火很旺，未必会下雨；如果地气上去了，还有天气降下来，就会有比较多的雨水了。

所以，湿气重，不一定代表着下雨多，而是要综合考虑诸多因素。

二之气，主气是少阴君火，本来是开始变热的，而客气刚好是少阳相火，这下就是双重火了，如果再加上司天在泉的气候，就会异常热闹了。这种情况下，肺金受到了极大的损伤，所以这个时候各种传染病就容易爆发，没办法，气候在哪里。治疗的过程中，就必须考虑到肺金受火克，用一些清热的药物，比如黄芩、鱼腥草之类的。

这种主客气的搭配，再加上五运的配合，如果真的湿热之气太重，发生所谓的"瘟疫"是很有可能的。

三之气，主气是太阴湿土，客气是阳明燥金。湿土与燥金之间的关系很微妙，大家可能认为湿气对应的是燥气，所以互相之间能够抵消，但是换一个思路，从五行生克的角度来分析的话，就会发现，太阴湿土是土，可以生燥金，那么湿气的存在，其实会进一步加强燥金的力量，所以这个时候就会有我们知道的秋老虎，会非常的燥热。

四之气，主气是少阳相火，客气是太阳寒水。少阳相火其实就是比较热的，有一个太阳寒水在上面压着，就会被削弱很多力量。所以这一年的长夏季节，会变成时不时有点冷，俗话说就是"一场秋雨一场寒"，只要有一场秋雨下来，气候马上就变凉了。在疾病方面，一般相火可以刑金，所以肺金受到伤害，而很多时候也会变成对大肠的伤害，所以卯酉年的秋季很容易发生痢疾，也可能会发生疟疾。

因为有客气太阳寒水在，所以有的时候会有较冷的气候，寒水伤心火，此时应该注意肺心病，因为呼吸问题可能导致心脏问题。

五之气，主气是阳明燥金，客气是厥阴风木。这就是秋行春令，比如我们在小时候，就经常看见梨树每隔几年就会出现秋天开花的现象，有的时候是冬天开花，事实上就是秋行春令，冬行春令。秋行春令，有什么不好呢？秋天肺气该降，若不能降，此时就很容易出现咳嗽的现象，这种咳嗽就是肝木上扰导致的，所以治疗时很有必要注意疏肝理气，降气。

六之气，就是太阳寒水的主气，客气少阴君火。这个就是暖冬的表现，一般来说暖冬分几种类型，一种是主运水不及导致的，一种是冬季有火太过的客运，或者冬季有君火或者相火的客气，这些都是导致暖冬的因素。

不管是哪种情况，都是因为气候异常，所以都会出现各种流行疾病，在现代来说就是流行感冒，在古代这叫作时行感冒。时行感冒其实并不是很可怕，但是隔三岔五就会有非常致命的流感，比如吴又可遇见的瘟疫，比如 SARS。若出现暖冬，往往会出现一些冬不藏精的现象，所以治疗时很多时候需要考虑使用补气的药物。

六、辰戌之岁

1. 辰戌之岁，太阳寒水司天

太阳寒水司天的日子，大家都有所体会，因为 2018 年就是太阳寒水司天，且不说其夏天出现了冰雹气候，整个一年来说也是较寒凉的，虽然 2018 年还有火太过的主运在那，但是一点都感觉不到火太过的火热气候，这就是因为有一个太阳寒水。

太阳寒水，之所以叫作寒水，就是因为气候较冷。水有不同的状态，而不同的状态其实代表的是不同的外因，如太阴湿土其实就是温度较高的水，而少阳相火其实就是水与火的结合体。

主气：厥阴风木—少阴君火—太阴湿土—少阳相火—阳明燥金—太阳寒水。

客气：少阳相火—阳明燥金—太阳寒水—厥阴风木—少阴君火—太阴湿土。

2. 主客气加临

（1）一之气——厥阴风木、少阳相火

那么，辰戌之岁，太阳寒水司天，太阴湿土在泉。主气一之气到六之气，是厥阴风木，少阴君火，太阴湿土，少阳相火，阳明燥金和太阳寒水。而客气呢，三之气为太阳寒水，那么二之气则为阳明燥金，一之气就应该是少阳相火。

所以从一之气开始，客气是少阳相火，主气是厥阴风木。原本单独的厥阴风木之时气温只能算温，但是有了一层少阳相火之后，就会助长厥阴风木，会使气候更加温暖。

但是有个问题，那就是，还有个太阳寒水司天，这个就要平衡啦。太阳寒水司天在上半年，我们再回想一下，2018年下雪为什么会出现在初夏。其实这里面还有一个重要的原因，就是二之气是有一个少阴君火的主气，一个阳明燥金的客气。然后阳明燥金的客气，遇上了太阳寒水，金生水，所以太阳寒水的力量会很强大。这个时候少阴君火也没用了，所以夏天反而下起了雪。

那么春天虽然说有太阳寒水，但是一之气一个是厥阴风木，一个是少阳相火，木生火；又有太阳寒水，水生木，木生火，最后的力量是传达到了火这一层。其实2018年还有一个戊，戊癸化火，火太过导致木不及，所以春天倒春寒也还是有一些明显的。所以，如果不是戊戌年，比如说甲戌年吧，木太过，这个春天就是非常暖的暖春啦。

因为水生木，木生火，最终的落脚点是在火上。所以2018年春，除了脾胃病，其实更重要的是少阳相火导致的问题，因为它会克肺经。所以还有一些咳嗽，尤其是风温咳嗽，一定要加点清热的药物，还有疏肝理气的，这样才能发挥药物的作用。

因为有少阳相火，是暑气，大家在用方的时候可以适当考虑一下，比如说三黄泻心汤，或者是栀子豉汤，或者是除烦汤，这些都是遇上少阳相火的时候可以考虑使用的。

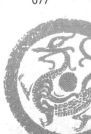

（2）二之气——少阴君火、阳明燥金

到了二之气，客气阳明燥金，夏天行燥金之令，这个夏天会比较干燥，所以 2018 年夏初的时候，很多人也是出现皮肤皲裂，太寒冷了，也有冻疮的情况。君火其实可以克制燥金，所以那段时间的燥金虽然很燥，但因为有君火在，也出不了什么大的问题。

因为有一个阳明燥金的二之气，所以 2018 年的夏天主要还是要考虑燥金。所以在开方的时候一定要开一些润燥的。比如说杏仁、桃仁、桑叶、木蝴蝶，还有甘草，其实也能润燥，这些都是在遇到燥金的时候，大家可以着重加的。

燥金在夏天出现那就是夏行秋令，那个时候大家如果去观测的话，应该也能看到有一些树，特别是这些落叶林（不是常青树），会有一些树叶凋零的现象，这个在生物学里面叫脱落酸。植物会分泌脱落酸，其实这个很有意思。大自然的气候，会影响植物的分泌，特别是一些生长素的分泌。那么出现某种气候，它就会分泌某种生长素，对植物会产生很大的影响。

比如说我们看红楼梦的时候，薛宝钗是什么体质，大家还记不记得？她是一个非常热的体质，所以她要吃的药叫冷香丸。而冷香丸非常难做，里面的每一味药都是要求某年某月某个时间点取的才有用。书中记载冷香丸是将白牡丹花、白荷花、白芙蓉花、白梅花的花蕊各十二两研末，并用同年雨水节令的雨、白露节令的露、霜降节令的霜、小雪节令的雪各十二钱，加蜂蜜、白糖等调和，制作成龙眼肉大的丸

药，放入器皿中埋于花树根下。发病时，用黄柏十二分煎汤送服一丸即可。

在现实临床上，采药也有很多讲究，比如说像什么雪水呀、女贞子。中医里面，很多药材的取材是有这个时间要求的，比如说菊花吧，九九重阳节那个点取的最好。

还有茵陈蒿，它是什么时候取效果最好在古代的书籍里面都有记载。但是我们现代人呢，第一个对气候不了解，第二更别说五运六气了，根本不考虑。如果对五运六气了解的话，比如说要求某种药是戊戌年或者是什么年份取材最好，其实就是只有在这个特殊情况下的五运六气的气候条件，才能令植物分泌足够的有效成分。而这种有效成分呢，对人的疾病是最有效的，最好的。

就好比我们在学习白虎汤的时候，有的人去做实验，就是白虎汤里面的生石膏、粳米、知母、甘草，去调它们的配比，最后发现就是按照张仲景的白虎汤的配比，疗效是最好的。

所以在不懂的情况下，我们去看古代采药，做药，都是取材于多少月多少日，还有有的是什么时。比如说我们知道的东阿阿胶，有一个叫九朝贡胶的，是怎么制作呢？首先，是要取至阴之水。所谓的至阴之水，就是阿井之水，而且是冬至日的子时取。冬至的子时是阴最盛而阳刚刚有一点生意的时候。然后熬阿胶的火是什么呢？是桑枝之火，大家都知道桑叶也是阴性的。这样做出来的这个阿胶才是最好的阿胶，最滋补的阿胶。

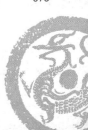

我们再打开一点思维，我们取一个药物，其实也是取的这个时候的运气条件。比如就以 2019 年的十月 20 日左右来说，这个时间点我们取得一个东西，用它来治病。我们取的比如说就是甘草吧，这种甘草跟一个月以后的甘草是不一样的。因为这个时间点的甘草，它还包含了什么呢？还包含着这个时间点的节气，一个时空密码在里面，所以会有不一样的作用。

在古代怎么来体现这个东西呢？大家可以看到《本草纲目》里面对于水的记载是最多的，对于土的记载也是最多的。水土两种东西，它是分类分得最细的。哪个时间点的水，哪个时间点的土，哪个方位的土，什么颜色的土，都有不同的作用。

水跟土，其实是至平至和至中之物。比如水，温度低于 0℃，或者温度低于 70℃，或者温度低于多少，它是凉性的；温度高于多少，就是热性的。水这味药，在中医所有的药物之中，它的可塑性是最强的，所以水是最能反映整个气候条件的。

夏至日取的水，跟冬至日取的水，完全是不一样的。取出来的，与其说是水，不如说是这个条件下的气候密码。还有就是土，向阳之土和被阴之土，它们的性质一样吗？不一样。因为它们的方位不一样，取的这个空间不一样，另外一个就是不同时间取出来的，也是不一样的。这就是说，我们要想知道怎么用一年四季的节气来治病，就可以去看水啊，看《本草纲目》里面对水的记载。如果说大家把这个做一个课题研究，就是喝水来治病。大家还需要观察的是什么？

就是茶，茶道。我没有太多太深入研究，只看过一些陆羽的《茶经》里面的相关内容。但是我发现他们对于这个水啊，虽然说有讲究，但是还没有具体到对水的这个药性的深入分析。怎样取水才是平性的水，什么是热性的水，什么是寒性的水，什么是凉性的水，什么是温性的水，这些都没有说，这是我们日后可以考察或者说可以做的一个很大的课题吧。

（3）三之气——太阴湿土、太阳寒水

我们回到辰戌之岁，刚才说的是二之气。三之气呢，主气是太阴湿土，客气是太阳寒水。这时寒湿很重，所以辰戌之岁的夏天，应该是一个很舒适的夏天。有的时候呢，可能还会表现得比较冷。夏天到了，你可能穿两件衣服，这种情况是有的。寒湿之气很重，所以大家在治疗疾病的时候，需要加入一些去寒去湿的，比如说麻黄加术汤或者麻黄汤，都是含有麻黄之类的方剂；或者是含有辛温药物的方剂，如理中丸、四逆汤之类的，都很有使用的可能性。

因为它是太阳寒水嘛，所以会应一个脉象——四季之脉。大家可以观测到，到了冬天，人的脉是沉的。如果用五运六气的模型，其实就是一个水太过和太阳寒水作用下，脉是沉的。所以太阳寒水的脉，应该是沉脉或者是浮脉。那么夏天如果出现了太阳寒水的脉，比如说是沉脉，大家就知道怎么来治疗了。如果说出现这种情况，一般这种人是有抑郁的，然后呢，是怕冷的。治疗的话，一般会用四逆汤这种含有附子的药。

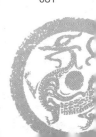

（4）四之气——少阳相火、厥阴风木

那么第四个主气是少阳相火，然后客气是厥阴风木。长夏有木，厥阴风木，暑跟风在一块儿。另外一个就是木会去生少阳相火，木生火，火会更旺。所以前面夏天没有热到，到了长夏季节，就会反复。长夏季节特别热这种现象，就容易导致中暑。这个时候中暑，因为少阳相火，我们可以用小柴胡汤之类的方子来治疗。还有就是湿热导致的皮肤病、胃炎啊。还有的湿热会导致下焦的膀胱气化失调，可以用到八正散等利湿清热的方剂，还有五苓散、猪苓汤，都可以用到。

（5）五之气——阳明燥金、少阴君火

之后是五之气，主气是阳明燥金，客气是少阴君火。阳明燥金跟火在一块儿，这个又出现问题了，以前跟大家说过，"七九合辙必招回禄之灾"，七代表的是金，九代表的是火，七九放在一块，那就很有可能着火，就是有火灾。那么少阴君火是火，阳明燥金是金，金火在一块儿，一个是干燥，一个是火，干柴烈火就很容易出现火灾。那么这种气候条件下导致的人的疾病呢，其实也很简单，就很容易出现燥金克肝。另外一个呢，主要是它损耗津液呀，所以出现阴虚。然后这个时候还有一个客气是火，也会使肺部不爽，就是流鼻涕呀，或者是有的时候流行感冒。

（6）六之气——太阳寒水、太阴湿土

最后一步主气是太阳寒水，然后客气是太阴湿土。所以它是一个比较冷的冬天，寒湿之气很重。所以大家都知

道 2018 年冬天，很多人流感。那流感怎么办呢？只用麻黄汤是不行的，很多人用麻黄汤有效，但是距离痊愈往往就是只差一步了，这个事儿怎么办？我就是一步一步再看，麻黄汤不是不好吗？我就加附子，或者我就用麻杏附子汤，吃下去之后效果特别好。甚至遇到感冒的患者，我就用附子理中丸，发现附子理中丸也可以治疗感冒。这是一个很奇特的发现。

但是如果按照气候来说，太阳寒水、太阴湿土都在，这个时候寒湿很重，用除湿的、温阳的药就能治疗感冒。这也是一个奇特的发现。到后来直到我看窦材的《扁鹊心书》里面，用附子加生姜治疗感冒，治疗外感，效果特别好。所以我就在想，是不是所有有恶寒的，舌苔上比较白的感冒，你都可以用附子，然后再加一点生姜，再加一点发表的，比如说加点防风，实在不行可以加点麻黄，就可以把这些有恶寒表证的感冒治好。

因为有恶寒在，就有一分表证；有一分表证，就有一分太阳寒水的意思；有一分太阳寒水的意思，就可以用一分附子，用一分天雄，用一分温法。这就是我在去年临床过程中，发现的一些违背通常辨证论治原理的规律，大家可以作为案例来分析，学习，探讨。

七、五郁之发

在五运的体系之中，其实就是五行的太过不及的转换，哪一个五行被压制得太过，经过一段时间的郁滞，等到时机

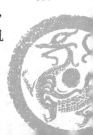

来临，就会表现出惊人的能量。这个就好比一个人的能量不均衡，偏性很大，等到一个机会，体内的能量能够正常发泄的时候，就会表现出惊人的力量。很多性格温和的人，其实能量都不一定足，他们的一生之中没有太多特殊的爱好；但是有一些性格比较特殊的人，基本上都会表现出惊人的性格偏向，会有很强的执着。

五行之郁也是一样，当五行的力量被抑制得比较强烈的时候，时间一久，等到一个机会，要么五行完全改变了自己的属性，要么恢复了自己的属性，就会表现出异常。

五郁之发，就是在一种力量极度不平衡的条件下，时机成熟，气候突变。火土金水木，各有各的特性，所以他们表现出来的特点也不一样。

通常情况下，火不足叫作伏明。什么是伏明呢？大家可以回家看一下烧火之后，土将火星都压在土下面的情况，这种情况下，温度是没有明火那么高，也看不到光亮。但是，一旦将覆盖在火上的土翻开，火势就会非常明显，温度也会升高。

火因为长久受到抑制，一旦得到一些力量的协助，比如到了三之气，或者四之气，相火旺盛的时候，就会有火郁之发的情况。

因为五行的太过不及，主要是从天干的合化出发的，天干主动，而五行之郁之发，就完全看地支决定的六气的气候条件，在中国的古典说法中，这叫作天覆地载，天地之间的力量得到了重合，才会有比较明显的表现。

火郁之发，如果火没有被克制得非常厉害，那么"发作"就只是温度稍微高一点，而如果火被克制得非常厉害，非常久，那么火郁之发就会是一种很极端的天气。这种气候一般是太阳不是很大，但是伴随非常高的温度，书上说是"熏昧"。什么是这种状态呢？大家可以烤一烤肉，那种不明的火，就是一种熏昧的状态，火虽不明，但是温度非常高。

土本来代表的是湿气，我通常说主运里面的土，肯定是代表湿气的，当木克土太厉害，或者水、金泄土太厉害，那么就会表现出土被抑制。当时间到了土比较旺盛的三之气和四之气，土就会恢复其本性，即前期土郁稍微轻一点的此时是水湿很足，如果前期抑制得非常厉害，那么此时就会表现出来暴风骤雨。

如果是金，金代表的是燥，而燥气一般只要伴随着温度稍微高一点，就会表现出火的特点。如果燥金恢复其特点，那么就是稍微燥一些。燥不代表热，但是有的时候也会表现出燥热的特性。如果燥金被克制得太厉害，金郁之发时就会表现出非常的清冷，特别干冷。而这种时候，一般都是五之气，以前在南方生活，最怕的不是冬天，而是深秋，因为那个时候开始打霜，非常干冷。

火土金之发，都比较简单，就是等到相对应的五行得到了地气的支持，就会表现出自己的本色。而水郁之发，很多时候就在二之气，或者三之气的时候。事实上水郁之发，可以看作是冬天的专利，但是我们将夏天的异常气候，叫作水郁之发，那就更有神奇色彩了。水郁久了之后，爆发出来就是异常寒冷，严重的就是冰雹，比如2018年的夏天，表现

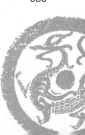

出了冰雹，就是一种水郁之发。

最后一个就是木郁之发，木本来代表着风气，所以是一种变化的气候，这个世界上唯有变化是不变的，所以木郁之发就是没有任何一个季节性的了。木郁之发，稍微轻一点的就是风多，而严重的就是大风起兮云飞扬，连树木都能够连根拔起。

其实，按照五行的特性，我们是可以推测的，比如木郁之发，其实就是现代的台风、龙卷风，这种气候也只有在东南沿海地区，也就是风气旺盛的地方才能发生。而发作的契机，也是五六月份，也就是三之气、四之气的时候。

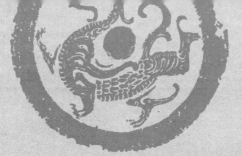

第四章

临床思辨与实践

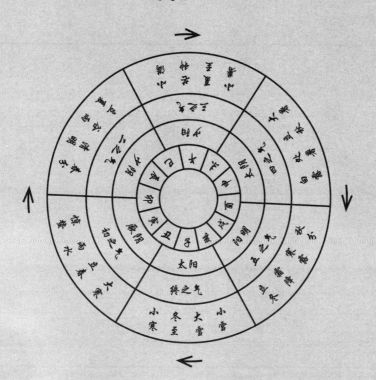

1. 戊戌年用麦门冬汤，为什么效果不好

六戊年本来是火太过的年份，因为火太过，所以很容易导致火克金，所以在这一年的整个临床实践中，肺气虚弱导致的各种疾病的概率提升，治疗上也需要着重在清热补气上，基于这种考虑，古人设置了一个专门针对这种情况的药方，叫作麦门冬汤。

首先，此麦门冬汤不是《金匮要略》的麦门冬汤，但是又有很大的关系。《金匮要略》的麦门冬汤主要由麦门冬七升、半夏一升、人参三两、甘草二两、粳米三合、大枣十二枚组成。其主要针对的是火逆上气，也有版本认为是"咳逆上气"，不管怎么样，这个麦门冬汤主要针对的就是咳逆疾病，这跟 2019 年出现的肺部疾病情形是一致的。

陈无择在参考经方麦门冬汤的情况下，创制了运气麦门冬汤，治肺经受热，上气咳喘，咯血痰壅，嗌干耳聋，泄泻，胸胁满，痛连肩背，两臂膊疼，息高。主要组成如下：

麦门冬（去心），香白芷，半夏（汤洗去滑），竹叶，甘草（炙），钟乳粉，桑白皮，紫菀（取茸），人参（各等分）。

麦门冬、甘草、人参、半夏与经方麦门冬汤一致，但是关键问题在于经方麦门冬汤的君药是七升，而运气麦门冬汤则是与其他药物等分。从这个角度来说，经方麦门冬汤的主要作用由麦门冬决定，而麦门冬是滋胃阴的中药，所以面对的症状也应该是胃阴虚为主。而运气麦门冬汤则比较复杂，没有明确的君药，但是从竹叶、麦门冬、紫菀、人参等药物组成来看，偏向于滋阴。

运气麦门冬汤由白芷、紫菀、竹叶、桑白皮等清轻之品组成，具有很强的宣肺作用，同时又有滋阴的药物，所以总体来看是比较平和的，主治疾病范围也比较广泛，只要涉及肺气虚而有火的情况都可以使用。

【岔气医案一则】

刑某，女，50余，于八月末去外地玩，手提重物，胸胁受伤，岔气而肩背不适，疼痛，有心脏病胸痹史。脉：左寸缓，关缓，尺弱；右寸上鱼际，滑，关缓，尺弱。因处方：

桑白皮15克，紫菀10克，白芷10克，石钟乳10克，麦门冬15克，法半夏9克，淡竹叶5克，甘草5克。

服用五天后，诸不适皆消失，脉象明显改善，因有咽喉炎，右寸脉尚有滑象。买药时，因药店无石钟乳，故缺。古以石钟乳治疗咳嗽，为滋水之药，本不可缺，然病在上焦而无咳嗽，付诸阙如亦可。

事实上，从2018年年初我就开始使用麦门冬汤，但是很让我失望的是，很多患者的反馈并不是很好，包括有咳嗽的患者，使用麦门冬汤的效果都不理想，其实我一直在思考为什么会这样。

（1）便向何年求活法

戴述之说："病如不是当年气，看与何年运气同，便向某年求活法，方知都在至真中。"其实，说的就是如果按照运气条件治疗疾病没有响应，那么就要从类似的年份找治疗之法。

其实，2018 年的中运是火太过，而火太过的特点其实就相对较热，而很多疾病是热性的。但是，从 2018 年夏天的季节来看，并不是如此。2018 年的气候主要特点还是有太阳寒水司天的成分，所以治疗上也应该从太阳寒水司天来考虑。因此，我们在 2018 年治病需要考虑的其实并不是麦门冬汤，而应是麦门冬汤加上一些太阳寒水之药，比如附子、干姜、羌活、麻黄等药物。

（2）静顺汤的适应

针对太阳寒水司天的年份，陈无择也创了一个专门的方剂，叫作静顺汤，治辰戌岁，太阳司天，太阴在泉，病身热头痛，呕吐气郁，中满瞀闷，少气足痿，注下赤白，肌腠疮疡，发为痈疽。

白茯苓，木瓜干（各一两），附子（炮去皮脐），牛膝（酒浸，各三分），防风（去叉），诃子（炮去核），甘草（炙），干姜（炮，各半两）。

上为锉散。每服四大钱，水盏半，煎七分，去滓，食前服。其年自大寒至春分，宜去附子，加枸杞半两；自春分至小满，根据前入附子、枸杞；自小满至大暑，去附子、木瓜、干姜，加人参、枸杞、地榆、香白芷、生姜各三分；自大暑至秋分，根据正方，加石榴皮半两；自秋分至小雪，根据正方；自小雪至大寒，去牛膝，加当归、芍药、阿胶炒各三分。

注意，这是古方原量，若现在使用，按一两换算 3 克即可，全书同此例。

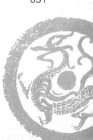

最后，在使用运气方的时候，一定要考虑整年的气候特点，看整个气候特点是按照运气中的哪个主要因素展开的。

（3）2018年的气候为什么会以寒水为主导

其实在整个五运六气体系中，最重要的就是五运六气之间的相互作用，但是现在的中医研究五运六气经常会出现一些偏差。致命的要点就是有时只考虑六气，不考虑五运，有时五运六气皆考虑，但是对于五运六气之间如何拿捏，常会出现一些偏差。

《医宗金鉴》说"木火土金水相生，木土水火金克制，亢害承制制生化，生生化化万物立"，生克之间经过变化，就有了制化，而五运六气之间就是通过生克制化作用进行了逻辑的连接。

2018年虽主运火太过，但是司天的是太阳寒水，水能克火，所以2018年的气候表现为寒水，因此，2018年应该使用的方是静顺汤，或者是静顺汤与麦门冬汤的合方！

2. 燥气太盛防上火，秋分后要防痘痘上脸

秋分一候，野蓼蔽泽，天地间开始出现肃杀之气，所以野蓼也开始凋零。

古人有云："蓼之用在辣，其不辣者，谓之马蓼，马者鄙之之称也。则为冗草，然方秋水初退，红云蔽泽，与白频相依，渔夫迁客扁舟往来，可悠游以足岁。张翰发叹音，不独为鲈鱼脍也。"

秋季，最容易出现的就是干燥，而燥邪在中医基础理论

中又叫作凉燥，也就是说越是凉的气候，燥气越重。但是所谓的凉，并不是冷。燥气之重，会加重人体的津液丧失，所以有时会表现出阴虚。

2018 年自秋分以后的五运六气条件是主运为金太过，中运为火太过，客运为水不及，在泉为太阴湿土，主气为阳明燥金，客气为少阴君火，所以燥热之气异常明显。不过有太阴湿土在泉，稍微能够缓解一些。

在燥气异常酷烈的时候，我曾不小心多吃了几口蛋炒饭，果然出现了燥气太盛的问题。牙龈肿痛，大便秘结，头面发烧，四肢温热，脉滑明显，这种情况就是比较明显的阳明实热。一开始头晕，不甚清晰，所以我吃了点麻杏石甘汤润一润，但是事实证明在实热面前，麻杏石甘汤真的是小猫咪，于事无补。所以，果断转换思路，改而给自己开了一个调胃承气汤加减，其中以石膏换芒硝，加入人参、茯苓少许，处方如下：

大黄 10 克，甘草 10 克，人参 3 克，生石膏 10 克，茯苓 10 克。

这个方煮了一剂，喝完之后，牙龈疼痛马上缓解，连服两次，基本没有不舒服了，同时也有稍微地转屎气，一剂服完基本好转很多，脉滑数基本变成了缓带数。

通过这个自身案例，我只是想引出其他的问题。大家都知道，燥气最大的特点就是没有水，也就是津液丧失，而津液丧失包括的范围是很广泛的。

第一提防出鼻血：燥邪重则很容易导致出鼻血，出鼻血

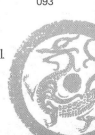

最容易导致血虚，而血虚就往往是肝血虚为主。所以2018年秋分以后这段时间如果出现了鼻血，一定要注意辨别。一般流鼻血分成太阳鼻血、少阳鼻血、阳明鼻血，这段时间的鼻血大多应该是阳明鼻血，辨别的要点是大便秘结，四肢有力，鼻血来得比较多，建议大家参考玉女煎。

玉女煎一方出自《景岳全书》，具有清胃泻火、滋阴补肾的作用。方由石膏、熟地黄、麦冬、知母、牛膝组成。方中石膏、知母清阳明有余之火，为君；熟地黄补少阴不足之水，为臣；麦门冬滋阴生津，为佐；牛膝导热引血下行，以降炎上之火，而止上溢之血，为使。临床上此方可用于治疗牙周炎、口腔溃疡、糖尿病等属于胃火盛、肾阴虚者。

该方主治少阴不足、阳明有余之证。阳明之脉上行头面，入上齿中，阳明气火有余，胃热循经上攻，则见头痛牙痛；热伤胃经血络，则牙龈出血；热耗少阴阴精，故见烦热干渴，舌红苔黄且干。

第二提防牙龈肿痛：对于牙龈肿痛，其实主要原因还是燥气太盛，火气太旺，所以这种牙龈肿痛应该也有实火，泻火是第一位的。可以考虑清胃散：黄连、当归、生地黄、牡丹皮、升麻。

方用苦寒之黄连为君，直泻胃腑之火。升麻清热解毒，升而能散，故为臣药，可宣达郁遏之伏火，有"火郁发之"之意，与黄连配伍，则泻火而无凉遏之弊，升麻得黄连，则散火而无升焰之虞。胃热则阴血亦必受损，故以生地黄凉血滋阴；牡丹皮凉血清热，皆为臣药。当归养血和血，为佐药。升麻兼以引经为使。诸药合用，共奏清胃凉血之效。

第三提防便秘：便秘是阳明实热证的一个主症，这个症状可以导致很多问题，而秋季燥气盛，就必须考虑使用泻下的方法，所以《伤寒论》说"秋宜下"，每到秋季治病，如果其他药很难奏效，就用泻下的方法，所以如果出现了便秘导致发热、神昏等症状，可以考虑使用三承气汤，如调胃承气汤：

大黄，芒硝，甘草（等分酌量即可）。

第四要防痘痘上脸：对于女人来说，最烦恼的就是痘痘上脸，而这段时间的燥热之气那么重，很多人痘痘都开始爆发了，所以这个时候就必须考虑到痘痘上脸，一般这种问题也会伴随着口渴、大便秘结等症状，可以考虑如下方剂：

大黄 5 克，黄连 5 克，生甘草 10 克，牡丹皮 10 克，金银花 15 克，天花粉 10 克，茯苓 10 克。

嗯，总体上这段时间就是多注意这些，如果有的人出现了阴血亏虚，很有可能伤到肝阴，导致眼睛不适等，可以适当考虑明目地黄丸。

3. 历史上的戊戌年，用五运六气预测经济情况

历史总是那么相似，2017 丁酉年一场贯穿整个冬季的流感席卷了北京城，很多人都被流感扰动着；殊不知，在公元 217 年，即东汉建安 22 年，那个兵荒马乱之年，全国上下也迎来了一场场瘟疫，很多人为之丧命。

时间一步也不早，一步也不晚，都是农历丁酉年，事情

就是那么奇怪。

20世纪50年代，历史的车轮又到了戊戌年，在历史上，戊戌年多为改革之年，当年的戊戌六君子为了新法不得不献出了宝贵的生命，而作为新时代的戊戌年，我们不破不立，也是历史上重要的改革之年，虽此改革非彼改革，但是终究还是改革。

戊戌年，是一个特殊的年份，但是在五运六气的框架内，又是很正常的年份。其后的1959己亥年，因自然灾害导致缺食少粮，也让很多人很难过。

其实，每逢己年，往往有一定的粮食危机，例如2019年冬天，是主运水不及，客运火太过。本来水不及就会出现温暖的气象，但是还有一个火太过，这个时候就难受了，整个暖冬都是非常暖的，如果再加上六气也不平衡，那这年就是粮食生产不好，到冬天了人们也开始得病。在古代那就是闹灾荒，冬季又有温病、流行性感冒，整个就是一个天下大乱。也许，这就是古代为什么说庚年是庚化之年，己年出现革命的可能性很大。

而在2018年11月11日—22日这段时间，少羽—少角—阳明燥金—少阴君火的主客运与主客气，会直接导致气候温暖，此时倒是没有太大的可能出现瘟疫，因为时间不长，另外气候也没有太极端。

4. 历史的大明劫：亡于东林党还是亡于瘟疫

1641年，农历辛巳年，中国历史上迎来了一场非常大的瘟疫。这一年距离1644年甲申巨变还有三年的时间，历史上，癸未年也发生过一次非常骇人的瘟疫，那是公元2003年。

多年之后，中国拍摄了一部电影，主角名字叫吴有性，又名吴又可。了解中国历史的人应该知道，这个人是一个典型的儒家信徒。孟子说"仁之于父子也，义之于君臣也，礼之于宾主也，智之于贤者也，圣人之于天道也，命也，有性焉，君子不谓命也"，可见在儒家的思想中，有两种东西，一种叫作命，你无法改变，一种叫作性，由你做主。在孟子的话语中，"to be or not to be，that is a question"变成了"to do or not to do，that is all about me"，这就是那位医者。

天要亡大明朝，没人能改变；但是，实施仁义之道，只有你自己可以做得到。那部电影叫作《大明劫》，这个电影拍摄的场景就是明朝崇祯年间，瘟疫流行，兵荒马乱，民不聊生，没有人支持朝廷，各地山头林立，所以大明朝几百万的军队居然败给了一个"邮差"。

虽然，国家的兴亡不是一个人所能改变的，但是，作为一个无能为力的医者，吴有性做到了"匹夫有责"。电影有一个场景，造反派的人得了瘟疫，他们都要抛弃患者的时候，吴又可没有抛弃，而是挺身而出，最后赢得了大家的赞许。

的确，在那场卫国战争中，没有对错。朝廷没有腐败，就不会有民不聊生，自然不会有人造反，那时所谓的官兵与流寇之间，只有称谓的不一样，并没有对与错。

从政治上说，明朝是一个极度自由的国度，早在洪武年

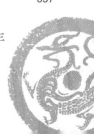

间，国家的中央集权还比较严重，皇帝的话还是非常顶用的，但是随着生产力的发展，民众的开化，特别是王阳明心学的主体地位确立之后，士子们无不以心学作为核心。朱程理学到了明代遭受了很大的冲击，在阳明心学的冲击下，很多学派开始形成，而工商阶层又需要一个适合当下的学说作为上层建筑，为工商阶层表达民意。思想太自由，就很难集中，思想与思想之间就存在碰撞，对于读书人而言，思想不一样，就意味着会处于不同的利益集团之中，所以就有了整个明朝的内斗。从楚党到浙党，从东林党到阉党，党派林立，斗得你死我活的，不亦乐乎。

然而，在斗争最激烈的地方有两个，一个是高高在上的朝堂，一个是低低在下的江南，明代虽然非常富裕，但是经济发展非常不平衡，"苏松常吴，税赋半天下"，即整个江南地区的税赋占了整个帝国税赋的一半。要知道在中国，富裕的地方就那么几块，一块是山东，函谷关以东，这个地方一般是帝业赖以成就的重要地方；一块是两淮，也就是现代的浙江、江苏等地，包括现在的安徽、上海等地；一块是关中，也就是古人所谓的关中平原；一块是四川，也就是益州之地，所谓的天府之国。一个朝代，一般情况下都从这四大块地方收集税赋，但是到了明朝的后半期，因为国家重商业，轻农业，特别是张居正的一条鞭法实施之后，国家对于商业的倚重越来越明显，所以这个时候江南这个地方的舆论就可以完全影响朝堂。

作为商业的代表，东林党们的诉求就是加重农业税，降低工业税，要求国家的矿场可以私人经营。所以在这种国策的影响下，农民的生活日益难熬。农民最大的艰难在于食不果腹，长久以往则脾胃虚衰。这个是历来瘟疫发生的最根本的原因。

时间到了辛巳年，"崇祯辛巳，疫气流行，山东、浙省、南北两直，感者尤多，至五六月益甚，或至阖门传染"，山东、两淮地区都发生了瘟疫，这个国度重要的支柱地区发生瘟疫，所以导致了国家迅速衰败。

辛巳年六月，是什么型的感冒

辛巳年，按照五运六气的推测，那么丙辛化水，水不及，可以倒推出主运为木不及，火太过，土不及，金太过，水不及；而客运则是水不及，木不及，火太过，土不及，金太过。所以五六月份时刚好是主运土不及，客运火太过，厥阴风木司天，少阳相火在泉。三之气为少阳相火，客气为厥阴风木，火木之气太旺，土又不及，故而多脾胃虚弱之病，又有火胜克金之弊。

对于瘟疫来说，有两大类，一类是内伤型，如李东垣所谓的脾胃内伤，一类是外感型，即火太过克害辛金；吴又可当年遇见的瘟疫是两者兼而有之。吴又可说"夫温疫之为病，非风、非寒、非暑、非湿，乃天地间别有一种异气所感"，可见这种瘟疫之所以厉害，主要原因在于在那个缺衣少食的年代，其实脾胃内伤是常有的，而在脾胃内伤的条件下，肺金气不足得不到化源资助，那么就很容易出问题了。

《松峰说疫》认为"辛巳年，君火欲升而水运承之，则为火郁，发为火疫。药宜凉膈散、导赤散，加竹叶，煎化五

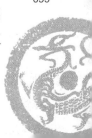

瘟丹服"。

可以断定，辛巳年那场瘟疫主要还是肺与脾胃的问题，所以治疗必定在肺与脾胃之间做选择。一般冬天出现瘟疫的年份，往往都是水不及，也就是暖冬，或者暖春。曾经有过一次统计，那就是发生瘟疫的季节，一般都有客气少阴君火或者少阳相火，2018年刚好也有一个暖冬，幸好持续的时间不太长。

5. 瘟疫明明是肺部感染，为什么不能以宣肺治愈

瘟疫到底是什么病的问题，一直以来都是中医界所热衷探讨的，但是一直以来都没有很好地解决这个争议。《难经》本来就有所谓的伤寒有五，把外感疾病分成了五类，所谓的伤风、伤寒、温病、湿温、热病，但也并没有把瘟疫和伤寒的关系说明白。

其实，按照《伤寒论》中的方药组合，确实很难找到治疗瘟疫的方剂，对于瘟疫，特别是流行性的瘟疫的治疗，还是缺乏很多考量的。在整个《伤寒论》中，根本没有用到黄芪补脾胃，所以对于内伤疾病确实没有很好的归纳，只有在《金匮要略》中才有所体现。

（1）瘟疫是什么疾病

按照我们对瘟疫的理解，很大一部分其实就是现代的肺部感染，如癸未年的非典，还有丁酉年的流感，甲午年还有所谓的埃博拉等。

在这些所谓的瘟疫中，一大部分就是肺部感染，如果有大热的情形，那就是涉及了脾胃湿气重，如果只是温和的感染，一般就是肺部感染。

温病和瘟疫，其实是两个概念，温病代表的是外感热病，主要区别于伤寒的发热恶寒，温病只发热，不恶寒。瘟疫与温病的差别只在于，瘟疫是发热疾病，而且具有传染性。所以瘟疫有可能是伤寒，也有可能是温病，但是大多数情况下是温病。

（2）流感为例

其实流感开始就是"温邪上受，首先犯肺"，流感的很多症状是咽喉症状，其后慢慢变成发热，有的时候有一定的恶寒，但是绝大多数都会变成发热不恶寒，甚至很多时候出现晚上烦躁。

按理说，肺部感染，肺气不宣，则服用宣肺的药，就能达到治疗效果，比如我们经常使用的感冒清热颗粒。然而，事实上，肺部感染的流感，一开始使用感冒清热颗粒以后，有效，但是久而久之就无效了。

温病就是这样，按照吴鞠通所谓的"右脉大"，开始是"温邪上受"，导致肺脉浮，温病有一定的潜伏期，潜伏期的时候一般是右寸脉浮，之后慢慢变成肺脉浮大，最后转变成右脉都大。这就是温病的特点。

（3）右脉大为内伤

流感就是在一步一步的治疗过程中转化成内伤的，而内伤的脉象就是在温邪上受几天之后形成的，此时的温邪还有

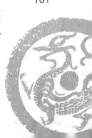

卫表的症状，但是我们不能按照卫分证来治疗，也不能按照伤寒的太阳证来治疗。

一方面，这种内伤是外感症状，但是没有浮紧脉，另一方面，这种外感还有热象，出现心烦的情形，但是既不能发表，也不能清热，所以这就是温病治疗的一个关键点。

后世医家如吴鞠通认识到了这一点，"但热不恶寒而渴者，辛凉平剂银翘散主之"，用的是辛凉平剂的方法，并且注意到了这点。"方论按温病忌汗，汗之不惟不解，反生他患。盖病在手经，徒伤足太阳无益；病自口鼻吸受而生，徒发其表亦无益也。且汗为心液，心阳受伤，必有神明内乱，谵语癫狂、内闭外脱之变。再，误汗虽曰伤阳，汗乃五液之一，未始不伤阴也。"

但是，吴鞠通的银翘散是否能够达到治疗的效果，我不是太了解，不过道理是对的，一般出现了右脉大，内伤疾病，就会用李东垣的甘温除大热，而不是什么辛凉之剂了。

（4）戊戌年的流感

其实丁酉年的流感一开始也是肺部感染，咳嗽，流感七日后很多人症状消失，但是因为流感具有流行性，会在不同的人之间流传，所以很多人痊愈之后，其实还是有很多症状。

2018 年这段时间，开始出现了流感现象，但是这些都是意料之中的事，因为气候确实也是比较异常，而且 2018 年的气候就是火太过，克金，稍微再加点客气和客运的火，就出现了肺部感染难以治愈的现象。

但是，火克金，又不能纯粹使用清热的药物，因为2018年的司天为太阳寒水，在泉是太阴湿土，如果用寒凉的药物，会适得其反。

6. 暖冬下的众生相，流感喜欢什么样的人

说说前段时间我在某中医药大学开了一个讲座，本来自己已经一年没有分享了，更没有在学术上花多少时间，所以上讲台之后，很有一种被掏空的感觉。不过在小不自信一小会儿后，还是开始了分享五运六气的内容。说到分享，自然要说到今年的五运六气，而关于2018年的五运六气又要提到立冬那天。立冬来临之前，我们都处于一个冷冽的秋风之中，但是立冬那天，气候突然变得异常温暖，大家甚至想把衣服脱了。确实是，暖冬让很多人很难过，但是这种暖冬是否会带来流感？我们可以先看看众生相。

（1）失眠的老太太

失眠的老太太是公众号一个老铁粉A的母亲，据说失眠很多年了，看过很多医生，但是失眠依旧。

A是一个资深养生达人，一直坚持自己学习中医，但是学习中医的路上碰见很多疑问，首先就是对自己疾病的认识。A一直认为自己湿气重，但是服用祛湿的药物好像效果又不是很好，所以找我帮忙诊断一下。据说A也是其中某位粉丝的舅妈，好像一家都在学中医，这种忠实的中医铁粉，一直都是中医人非常敬重的对象。

A自己湿气重，经常出汗，但是吃药效果不怎么样。可以肯定的是，她的辨证思路无效，所以我另辟蹊径，主要考

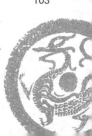

虑了脉象之后，给的柴胡桂枝汤，以前在文章中也分享过。服用之后，疗效出奇的好，不过吃了七天之后，继续服用，效果貌似又没有了，虽然以前的很多症状都消失了。

A 自己服药效果不错，所以将其远在家乡的老母也接到北京，向我面诊。按照老太太的脉象及主诉失眠的情况，我同样给了一个柴胡桂枝汤，当时没有多想就用了这个方。服用之后，居然没有出现过敏反应，所以她又多吃了几次。

但是，效果还是很不理想。中间因为 A 离开北京，其母停了将近一个月的药，近段时间 A 回到了北京，所以她又重新服药。患者在期间每天向我汇报自己失眠的情形，说实话，平时我上班太忙，根本没时间细看，更不敢给出具体的意见（因为老太太经常自己买药吃，很多药都吃出抗性来了）。但是，她有一个特别的症状，那就是如果白天劳累过度，或者爬爬山，或者跳跳舞，累了，晚上肯定睡不着，失眠肯定会加重。

根据这个情况及左关脉浮的情况，我断定是虚劳失眠，也就是《金匮要略》中所谓"虚劳虚烦不得眠，酸枣仁汤主之"。开完方，酸枣仁、知母、川芎、茯苓、甘草，A 看了一下只有四五味药，表示很赞同，认为老太太不宜服用大方。

一开始服用，还是没有疗效，因为有茯苓、知母的缘故，所以中途会出现小便增加的情形。老太太自作主张将茯苓、知母减量了，还来告诉我，被我训了一顿。

医生开方，有自己的考虑，如果患者不能按照要求服药，很难达到效果。很多时候，医生开方没有吃到一定的时候，也是得不出效果的。

在我发了脾气之后，患者貌似乖了一些，安静地服用了几天，这几天就很少发短信说失眠的事情了，我也回访了几次，都说睡得很好。

失眠很难治，但是老太太的失眠不是出现在冬季，所以还好。

（2）咳嗽十年的小姑娘

小姑娘 B，出生在新疆，没多大就搬到了多雨多阴天的邛崃，而咳嗽不会随着时间地点的改变而改变，她的咳嗽很有意思，咽喉有痰，但是不易咳出来。

根据小姑娘出生的时间、地点：丁亥年秋分日，地点又是西域，一片金旺，所以很明显就看出是木不及、金太过的体质，很多情志是不畅的，肝胆的疏泄功能肯定有问题。

小姑娘的爸爸是一个非常有钻研精神的律师，开始自学中医，带着小姑娘看遍了蓉城名医之后，又到沪上找名医，发现不管哪里的西医，都说她需要服用激素。

思辨精神有时候是人类有别于动物的根本精神，一个人不可能永远依赖一种药，如果有，那就是米饭和面条，但是激素毕竟不是米饭，也不是面条。

意识到问题的家长义无反顾地投身到中医知识的海洋里淘金，于是非常幸运地遇见了黄元御。其著作《四圣心源》吸引住了他的眼球。根据小女孩的病情，他给小女孩开了一

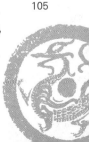

个《四圣心源》里的方，主要是苏叶、杏仁等辛温的药物。服用之后，小女孩的咳嗽变好了，但是晚上咳嗽、失眠的情况开始出现了。

此时，刚好是五运六气之中少阳相火肆虐，右关脉出现浮滑，所以失眠在所难免。患者主诉是咳嗽，但是我给出了治疗心下痞的半夏泻心汤。

服用了六天，很多症状消失了，患者的睡眠变得非常好。在确定疗效的情况下，只剩下咽喉有痰的症状了，所以改用了半夏厚朴汤。

小女孩很乖，但是根据体质判断，应该是会出现抑郁症的体质，所以应从痰论治。虽然此例获得了很好的疗效，但是还是不能肯定就此痊愈了。

（3）难缠的湿疹

南方的C某，是某大型房地产公司的职员，早期被外派北方工作，后来到南方，就开始出现了湿疹，湿疹出现的年份是2013年。

2013年，也就是农历癸巳年，按照戊癸化火的规律来说，这个年份是火不及，火不及最容易导致的是水克火；但是地支的巳，决定了司天在泉是厥阴风木和少阳相火，所以整个湿疹的发病还是跟相火有关。

C年轻时候不注意，其实经常会有一些肠胃问题，一开始是网诊，但是开了两次方，疗效都不理想，所以他从深圳特意来了一趟北京。他脉象右关浮滑，从舌苔来看也有一点浮热，所以我还是开了半夏泻心汤，清泄一下相火还有君火，把患者的失眠状态改善之后再说。

吃完药，貌似有点效果，但是还是抵不住他喝酒的习惯，还在反复中。

（4）泰国的患者

2018 年冬季，我身边出现了不少咳嗽患者，包括自己其实也有一些肺部的反应，但是还好，吃点药就好了。但是出现感冒的好几个人都出现了嗓子不舒服，或者咳嗽，或者沙哑。

远在泰国出差的表哥发来微信，说嗓子沙哑了，但是作为中医，我只会开中药，在泰国开不了中药，所以只能爱莫能助了。

同时间，在四川的邛崃也有一个患者出现了感冒，一开始就是发烧、怕冷、咳嗽、浑身疼痛，舌苔厚白，一看就知道是麻黄汤之类的证型，所以我给其建议服用感冒清热颗粒，但是这个方力量太小，服用后虽有所改观，但疗效不明显。后改麻黄汤，喝了三天还是没有完全痊愈，症状仍在，但是困扰患者最多的还是咳嗽，所以换成了小青龙汤。

据患者自己反馈，小青龙汤服用之后，虽咳嗽还在，但其他症状都减轻了。

同样在贵州贵阳那边，有一个老奶奶出现了干咳，根据情况，我开了含有沙参、杏仁、桑叶的润燥之药，效果不明显。后来，根据有痰的症状，还是开了半夏厚朴汤，吃三四

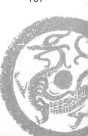

天后，反馈非常不错。在服用这些之前，老奶奶还是吃了一些半夏泻心汤的。

（5）关于流感的预测

流感在古代看来，是瘟疫，所以危害性很大，但是，我们是否可以预测流感的到来呢？

可以的，中医说"冬不藏精，春必病温"，温病的产生很多时候就是人体不藏精的结果，但是 2018 年前几个月的用药特点，让我有点害怕。上面举的例子，是秋季接手的患者，而且还有很多没有例举的患者也出现了类似的病症，总之一句话，秋季很多疾病都是因为少阳相火和肺经的问题，所以用泻火的药频率最高，半夏泻心汤成为"三千宠爱在一身"的佳丽，而肺部问题又是重中之重。

流感会不会来，我不敢打包票，按照规律，应该会来的。但是按照五运六气的特点，2018 年的冬天没有那么暖，所以即使来也不凶。

但是，如果你是我说的相火旺盛的人，又出现了前面描述的肺部问题和失眠问题，那么你就要小心了，流感最喜欢你这样的体质。

流感不可怕，可怕的是流感对老年人、体弱者、糖尿病患者等精气不足之人的杀伤力非常强大，那些得流感死的，往往都是平时不藏精，失眠终日的患者。

所以做好准备吧，不藏精，就有可能中招！

7. 附子理中丸，为何成为预防感冒的灵方

2018 年某段时间，我感冒了，因为图省事，所以用了自己原来酿制的归元膏，没想到的是效果出奇的好，只是吃了一次就改善了很多症状，因此也证实了 2018 年气候特点中太阳寒水重导致的人体寒气重的特点。

感冒好了，不过流感是不容易消失的，所以这段时间一直在同事之间传递着，好几个同事其实也是中医，于是用了经常使用的预防流感的方药：玉屏风散。按理来说，玉屏风散是治疗伤风感冒和卫气虚弱的非常有效的方剂，不过几天之后，同事还是感冒了。

而作为从流感中走过来的人，我当时选择了服用一些附子理中丸，所以感冒也未曾传染。

（1）为何玉屏风散没有效果

很多疾病的产生，特别是外感疾病，大都是因为气候的原因，这是中医药学的核心特点，所以不看气候开方，不按照气机的升降出入开方，很多时候效果不好。

而预防一种疾病，说白了就是针对导致这种疾病的要素，进行事先的排查，所以预防伤风感冒，最重要的就是祛风，预防伤寒感冒最主要的就是祛寒，预防伤湿感冒，最主要的就是祛湿，以此类推。

玉屏风散的主要组成成分是黄芪、防风、白术，这个方的主要作用是在祛风，而核心内容则是通过补气，健脾胃，达到增强体质的效果。

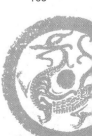

所以，按照中医对感冒的认识，玉屏风散的运用主要是在防风上，怎么样的感冒才是伤风感冒呢？按照中医的观念，伤风感冒的发生必然是有风的，所谓的风其实就是气候的变化无常，最常见的就是春天的气候变化，或者是五运六气里面出现了所谓的厥阴风木。

所以，玉屏风散的运用，不是对所有的疾病都可以，而是要对证，不对证的治疗就是瞎猫撞上死耗子，一次有用，但不会次次有效。

（2）为什么用附子理中丸

其实，我在预防感冒的时候，对于附子理中丸只是推荐，根本没有经过临床的验证，但是后来在临床上使用了，效果很理想，好些关注我们微信公众号的医生也反馈，用附子理中丸不但可以预防感冒，还可以治疗初起的感冒。

这一点让我感到很意外，因为毕竟外感疾病都已经发生了，那么为什么还可以用理中丸呢？就好比一个人明明是麻黄汤证，而我们给予了附子理中丸，居然效果还非常好。

其实这个就是中医辨阴阳的重要性，对于外感风寒类疾病来说，不管是麻黄汤证还是理中丸证，其实都是因为寒气重导致的，所以只要用温阳的药物就可以缓解疾病的症状，不管是麻黄汤还是附子理中丸，只要是对于阳气虚导致的疾病，都可以酌情运用。

2018 年的气候特点是太阴湿土在泉，主导下半年的气候，而六之气的气候又是太阳寒水与太阴湿土的主客气加临，这样就会有寒湿之气很严重的现象。

如果是寒气太重，一般就会要求用附子，比如治疗少阴病的麻黄附子细辛汤、麻黄附子甘草汤等都可以用；如果是湿气重，就会用麻黄加术汤。运用这些药方都可以获得比较好的疗效，这也是为什么可以用附子理中丸的原因。

（3）辨因预防

疾病的最主要原因，在中医看来就是内伤外感，而流感就是外感，所以肯定要找到导致流感的根本原因，其中气候环境就是根本原因。

在气候之中，风寒暑湿燥火都是导致流感的原因，但是不同的因素导致的流感有不同的特点，按照中医辨因论治的思维，给出一些方，自然就可以预防流感的产生了。但是，现代医学则对流感一视同仁，治疗很多流感都用奥司他韦之类抗病毒药，事实上，这个很不科学。

预防流感不是简单的抗病毒，而是要通过加强体内脏腑的功能，将人体应对环境改变的能力提升上去，自然就能够祛除疾病。

8. 关于 2018 年的猪瘟与流感

2018 年立秋以来，不断地有报道，各地出现了猪瘟，而且非常严重，所以很多人人心惶惶的，其实猪瘟也没什么可怕的，很少会传染给人类。相对于人类，猪瘟有点类似于斑点伤寒，其实完全可以按照中医的理论来理解。

（1）猪瘟的主要症状和治疗

猪瘟得病之后普遍都会有高热，出现便秘与腹泻交互出

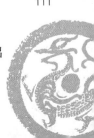

现，喝脏水（主要是粪便），然后是四肢暗黑，斑疹隐隐。

以前防治猪瘟也就两种方法，不严重的采用放血疗法。放血疗法有点类似于我们中医的麻黄汤发汗，或者是桑菊饮发汗。严重一些，出现了斑疹者，可以用葛根为主的饲料喂食，很多都能痊愈，再严重一些则可以用石膏、黄连喂食。一般来说治疗猪瘟就这么一些路数，在这些方法的治疗下，基本上就可以控制住，所以小时候别人家发猪瘟，我家的猪就吃葛根汤，喝石膏汤。

（2）为什么发猪瘟的猪会喝脏水

大家若知道一点中医，就会发现其实金汁就是治疗温病的一味好药，所以叶天士《外感温热篇》中明确指出可以使用金汁。

前言辛凉散风，甘淡祛湿，若病仍不解，是渐欲入营也。营分受热，则血液受劫，心神不安，夜甚无寐，成斑点隐隐，即撤去气药。如从风热陷入者，用犀角、竹叶之属；如从湿热陷入者，犀角、花露之品，参入凉血清热方中。若加烦躁，大便不通，金汁亦可加入。老年或平素有寒者，以人中黄代之，急急透斑为要。

对于猪来说，脏水就是金汁，所以这是一种自救的方式。这也提示了我们，可以如何来治疗猪瘟。为此，按照猪瘟的症状，刚开始可以用桑菊饮为主打药物，2018年可以加入一点防风；稍微严重了，比如出现了便秘，就可以使用葛根黄芩黄连汤；再严重一点，就直接上白虎汤，或者是玉女煎，如果有斑点，适当加入一点血药，比如黄芩、芍药之类的。而对于预防，也可以直接使用人参败毒散。

（3）人流感

首先说说猪流感为什么发生，重要的还是气候，对于猪来说，整天生活的地方湿气最重，所以最见不得热，一热就容易生病，所以夏季需要很好的通风。近期发现大规模猪瘟是在 1992 年的日本，那年刚好在运气特点上是壬申年，木太过而少阳相火司天，木火相生，所以很明显。

2018 年的运气特点也有一重火太过，下半年又有一个太阴湿土在泉，太阴湿土与火太过结合，所以很容易给疾病提供气候条件，这也是 2018 下半年人类疾病的一个基础。

基于湿热交作，所以 2018 年的下半年人流感也非常明显。首先是火太过的中运，还有水不及的主运，导致了2018 年的冬天相对较暖，但是又有太阴湿土在泉，所以其实很重。2018 年这次感冒首先出现了火克金的现象，所以咽喉疼痛是最先的症状，然后就会出现痰饮很多，声音沙哑，这就是湿气重的表现。

这种现象跟《温热经纬》中的观点很类似：

如面色白者，须要顾其阳气，湿胜则阳微也。法应清凉，然到十分之六七，即不可过于寒凉。恐成功反弃，何以故耶？湿热一去，阳亦衰微也。

面色苍者，须要顾其津液，清凉到十分之六七，往往热减身寒者，不可就云虚寒，而投补剂，恐炉烟虽熄，灰中有火也，须细察精详，方少少与之，慎不可直率而往也。

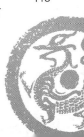

对于温病表现明显者，可以使用清热之药，但是只要清热到一定程度，就必须非常小心，马上转换，不然就会伤及胃阳，所以麻杏石甘汤可以用，连花清瘟胶囊也可以用，但是只能用到疾病缓解至十分之七左右；对于伤寒表现严重者，可以用辛温发表的药物，但是又不能长久使用，不然就会导致疾病加重，变成阳明实证。

（4）防治措施

流感刚开始可以使用桑菊饮，但是服用三两天如果没有痊愈，就要立刻停药；一开始可以服用葛根汤，但是如果也不能痊愈，也必须立刻停，转而服用人参败毒散加黄芪。服用人参败毒散一般不会出现热象明显，所以可以稍微久服，另外 2018 年很多人皮肤不好，服用人参败毒散可以修复皮肤，能够美白。

（5）检验温病痊愈的方法

人参败毒散是一个补泻双全的药物。如果患温病，原来便秘，那么服用到大便有点溏泄，就基本可以断定是痊愈了；如果是寒气重，本来就大便溏泄，服用人参败毒散之后，大便变得干了，也说明邪气将尽。

9.流感那么厉害，没想到这个方见神效

2018 年的冬天比往年来得更晚一些，而起初表现出来的暖冬让我感到有点不适，毕竟在 2018 年的五运六气养生方案中，我预测的明明是寒冬呀！为什么是寒冬呢？因为有主客气的太阳寒水与太阴湿土，所以此次预测成绩有点难看。

不过，后来的雪与北京零下 10℃ 的温度，证明我的担心是多余的。

第一次经历太阴湿土与太阳寒水在一起，那是 2012 年的冬天，那个冬天也有流感，且很多人的流感都是治疗效果不明显。那个时候我最喜欢用的是葛根汤，很多流感都是用葛根汤治疗的。但是，那个冬天用葛根汤虽有疗效，但是流感总是不能完全好。

后来我才意识到五运六气的两重太阴湿土，所以在葛根汤的基础上加了一味苍术，然后疗效神奇地出现了。

（1）太阳寒水就是寒，太阴湿土就是湿

2018 年立冬以来，其实不断地在寒温之间交换，有的时候很温暖，有的时候很寒冷，所以疾病就变得比较难缠了。

一般来说，冬天该寒冷，却出现了温暖的气候，那么人就容易犯温病。温病最大的特点就是伤肺，伤肺之后就会出现咳嗽，出现气虚，毕竟肺主气嘛，所以治疗上会考虑使用补气药物。以前我经常用补中益气丸加上麻杏石甘汤治疗，后来发现人参败毒散非常有效，所以都曾推荐。

但是，2018 年的冬天因为不是纯粹的水不及的主运，所以不是一直都是温暖的，用方自然也不是用人参败毒散了，但是也有用得上的时机。

从 2018 年前段时间开始，温度急剧下降，完全表现出来的就是寒冬，所以很多疾病表现出来的就是寒证。连我自

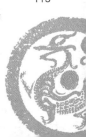

己这个经常体热的人，都出现了腹痛的症状，自己给自己把脉发现没有关脉的滑象，也没有弦象，根本就不是肝木不和，所以只能是寒气重了。

正是因为寒气重，所以这次感冒最开始就是咽喉出现问题。基于这个对大环境的基本判断，所以我有了自己临证的思路。在《中医药防治流感诊疗指南》那篇文章中我就指出了，2018年的流感有一种风寒型的，可用小青龙汤治，但是这个方的使用需要有一定的基础，那就是内有水饮，而本次感冒很多人是没有水饮的。

（2）连花清瘟胶囊根本不能用

很多人说此次感冒是温病，所以会准备连花清瘟胶囊，事实上，大多数是不合证的。连花清瘟是一个泄下非常重的方剂，如果运用不当，很有可能加重疾病。在临床上也可以看到，有不少患者确实出现了泄泻的情形，所以用连花清瘟无效。

（3）麻黄汤有效

基于对气候的认识，所以我对于用方也是内心有法了。这次我第一次用麻黄，其实不是用的麻黄汤，而是用的麻黄附子细辛汤，这个方加桂枝汤，感觉效果非常好，但是有的流感也不能迅速痊愈。

而有一个一直关注我们微信公众号的朋友，自己也学会了不少方法，准备用葛根汤治疗，在用药之前先咨询了一下我。当时我根据症状，果断地建议不用葛根汤而是用麻黄汤加减。所以开方：麻黄、杏仁、附子、桂枝、甘草、苍术。

这个方吃下去之后，那位朋友基本两天就痊愈了。因为考虑到自己朋友圈有不少医生，也有一半是患者，所以我将这个聊天记录截图发了朋友圈，让大家都借鉴一下。

后来就是，好几个患者都是感冒，有的有呕吐，有的有腹泻，但是基本都是麻黄汤加减，一般一天退烧，两天基本无症状。

（4）为什么用麻黄汤加附子、苍术

麻黄汤是出自《伤寒论》的一个名方，是非常有名的，但是大家只知道其名，在临床上，很少有人会使用麻黄汤，要么是怕它太过剧烈，要么因为麻黄是限制药，对其各种嫌弃，要么就是对麻黄汤的认识不够。

事实上，只要是肺部寒邪重，导致了全身疼痛、咳嗽、呕吐等症状，都可以使用麻黄汤。但是考虑到麻黄汤是专门发表的，2018年又有很寒冷的气候，所以需要加一些附子，实在不行也是加一些干姜之类的热药。

（5）麻黄汤为什么可以治疗呕吐

"太阳病，或已发热，或未发热，必恶寒，体痛，呕逆，脉阴阳俱紧者"，这个是对伤寒病的最原初的定义，我觉得非常重要。我在使用麻黄汤的时候，映入脑海的就是这句话，了解了这句话才知道为什么会有呕吐，为什么会有腹泻，为什么还能用麻黄汤。

寒气入内，如果伤害了脾肾之阳，那么就会出现腹泻、腹痛等症状。

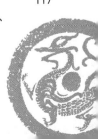

如果伤害了胃阳，则容易出现呕逆，但是必定有恶寒、体痛等寒气盛的表现。但是，仅使用麻黄汤是否就足够了呢？

具体我没有尝试，但是加了苍术和附子或者其他几味药之后，往往能够获得很好的疗效，那就已经不错了。

特此撰文，告诉各位一直关爱、关注微信公众号的朋友们。至于某个流感防治指南，咱们在 2018 年还是少看为好，不合时用。

10. 神方被"平反"，好方也靠好运气

刚开始学医的时候，我看的都是一些歌括，比如第一篇背诵的就是《药性赋》，毕竟要了解药性。而对于方书读得最多的就是陈修园的了。陈修园比较厉害，不仅医术好，而且很会吹，诗词也写得好，所以他的影响非常大。

在福建、江西、广东一带，陈修园的影响相当大，其中有一本书叫作《时方歌括》，影响也非常大，不在《药性赋》之下。在《时方歌括》的后面，就有几首非常著名的时方，比如有一首方叫作"神术汤"，"主治三时外感，寒邪内伤生冷而发热，及脾泄肠风"，作为王海藏的得意名方，据说超越了麻黄汤和桂枝汤，但是陈修园则非常不认可，并做了讽刺：

术防甘草湿家尝（苍术三钱，防风二钱，甘草一钱，加葱白生姜同煎。据云无汗用苍术，以代麻黄汤。有汗用白术，以代桂枝汤）。神术名汤得意方。自说法超麻桂上，可知全未梦南阳。

此方的组成，以苍术为君，是除湿的强力药物，再加上防风祛风，还有甘草缓中，葱白通中，生姜除水气等，完全是可以用来治疗因为湿气导致的各种疾病，另外因为所用的药都是性温的，所以还有祛寒的作用。事实上，这个方利用的是风药祛湿的路子，而且白术、苍术还有健脾除湿的效果，所以整个方算得上是非常平稳的。

对比于麻黄汤和桂枝汤，麻黄汤有一个麻黄，对于很多有心脏病的人来说就是一个完全没办法沾染的药物，而桂枝汤则对于很多中焦湿热患者没有疗效，很多时候还会导致湿热蕴中，会有发热谵语的误治后果。

王海藏应该是善于使用此方，治疗风湿疾病，治疗外感疾病，并认为此方比麻黄汤和桂枝汤好用，但是陈修园完全不赞同，表示"连仲景都没梦见"。按照传说，中国的数术，得梦中传授，才是得了真谛。孔夫子因为经常梦见周公，所以被认为是得了周公的真传。

2019年初的流感是典型的寒湿型流感，所以很多人推荐连花清瘟胶囊，我都明目张胆地反对，虽然这样难免会得罪人，但我还是毫无畏惧地提出来，不怕得罪人。此次流感的寒湿性质很明显，所以用这些清热的药物是不会有很好疗效的。

神术汤刚好是一个对证的方，所以在龙砂医学一派的徒子徒孙中被广泛运用，这段时间也成为各个媒体报道的对象。基于此，我们把相关原理翻出来，马后炮解释一番。

在中国历史上，很多名家都会有一两个得意的方子，之

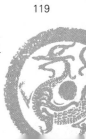

所以会被流传下来，是因为这些名方都有一个特点，那就是配伍非常精当，另外就是可以获得很好的疗效，但是这些方并不是仅仅辨对了证就能效如桴鼓，还要用对时间。

一首名方之所以会被大家记住，就是因为在某一个历史时期被很多人用，几乎所有人都可以使用，或者使用起来非常方便。比如我们知道的人参败毒散、五积散，这些方都是脍炙人口的。但是，我们很少有人关注，这些方其实在大多数情况下是疗效一般的，即使辨对了证，疗效也不见得会有多好。

这就涉及一个特定环境下的方药的特定用途了，只要在适宜的运气大环境下，某些方可以治疗这个时期的大多数疾病，但是时间一过，疗效就从波峰降到波谷了。所以，名方要出名，靠的也是运气。

运气一过，气候就变了，气候一变，气机就变了，自然就不能用这个方了。

11. 倒春寒，到春寒，这些疾病多加注意

从 2018 年底大寒开始，突然出现了一股暖流，当时大家觉得貌似春天就来了，温暖的春天就快到了。事实上，这只是一个稍微暖的冬天而已，并不是春暖，所以那段时间出现的问题主要还是暖导致的，特别是很多人出现了胃痛等症状。

因此，在一些文章中，笔者就指出，这只是一小段时间的温暖，大家还是要小心倒春寒，毕竟春节之后才是一年的开始。果不其然，从立春日开始，全国各地开始出现各种

下雪天气，据说北京也要下雪了，可我们坚守了一个冬天都没有下雪，但是一到立春就下雪，甚是有意思。

这让我想起了《大明王朝1566》这部电视连续剧，北京城一个冬天不下雪，刚好等到大年初几，才开始下雪。其实下雪意味着，这一年可能是丰年，粮食能够增产，不过还要根据具体情况而定。

其实从2018年大寒开始，运气条件开始发生了改变，主运还是2018年的水不及，客运也是木不及，而主气客气变成了2019年的厥阴风木和阳明燥金，所以很明显地会出现温暖的气象。然而，立春之后，主气虽然还是厥阴风木，但是主运变成了木不及，客运变成了土不及，所以这样一下就变成了寒冷之天，立春开始就出现了寒冷气候。

寒冷的气候，必然会导致一些突发的疾病，越寒冷，病得越重。从立春开始，很多人就出现了感冒，伴有咳嗽、怕冷等症状。这些症状虽然多是缘于肺部，但是很多往往表现出胸胁部不适，多少有点气升不上去的感觉，所以发表很难快速达到效果。

所以遇见这种病症，我一般会用麻黄汤打底，稍微加一些其他药物，如宽中下气的枳壳，打开胸胁的通路，或者用一些升麻、葛根、柴胡升一升中气。此次很多人的一个明显症状就是会有呕吐，也有的只是鼻子不通气。

2019年春天客运是土不及，所以出现脾胃不适症状是非常容易的，而厥阴风木的主气，还有阳明燥金的客气，这样的组合虽然对脾胃很不好，但是有燥金的子复母仇，很多

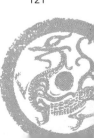

时候稍微能够减轻一下脾土受克的状态。

2019 年是己亥年，主要矛盾就是脾胃受克厉害，出现诸多问题，所以在治疗的时候要重点考虑的就是脾胃虚弱问题。针对脾胃虚弱，很多人只知道补脾胃，用茯苓、白术、黄芪、党参等药物，但是在 2019 年补脾胃不能仅仅用这几味药。

木克土，是导致脾胃不和的主要原因，所以在治疗脾胃病时重点是疏肝理气，比如我们知道的陈皮理气，柴胡理气，木香理气，使用这些药物都是必不可少的。如果寒气重，可以加入干姜、吴茱萸；湿热重，加入黄连、黄芩。有时，甚至可以加入加强燥金力量的药物，比如半夏、麻黄等温燥药物。

除了外感疾病，还有脾胃病，再一个就是肝胆疾病，但是 2019 年虽然也是倒春寒，毕竟有厥阴风木司天在，一般来说会稍微缓和一些。

外感疾病可以用麻黄汤加减，内伤脾胃病可以用补中益气汤或戊己丸，肝胆疾病则以四逆散加减。随着气候变化，还需要加减一些药物，大家可以根据气候特点来调整。

12. 2018 年大寒之后，须防胃痛、中风

每年的 12 月份，庆余阁就会公布一份第二年的养生计划，算作是对广大网友一直关注我们微信公众号的回报，但是这个文章未必会有很多人看，很多人也看不懂。只有真正看懂的人才能从中获益，所以我们一直在跟进节气的变化，虽然外面有很多关于五运六气的文章，只是这些文章多

是大而化之的，不会像庆余阁一样积极用之指导实践，用之临床。

2018 年的五运六气预测文章中其实已经预测了冬季的气候特点，也明确说过，流感即使有也不会很强。事实上，此次流感还没大幅铺开呢，马上又要成为过去式了。

（1）流感如强弩之末，中风方兴未艾

虽然不少专家于 2018 年大寒后开始写关于流感预防的文章，事实上，流感已经是强弩之末，没有几天的活跃机会了，而有机会继续兴风作浪的是中风及脾胃疾病，在此对 2018 年的流感就不再花大量篇幅讲解了，进入即将活跃的中风。

（2）风为百病之长

学过中医的人都知道，风为百病之长。明代的张景岳认为："风之始入，自浅而深，至其变化，乃为他病，故为百病之长。"清代的章虚谷云："诸邪伤人，风为领袖。"按照张景岳、章虚谷的说法，风其实是其他疾病发生的先导。《内经》云"虚邪贼风，避之有时"，"圣人避风，如避矢石焉"，意思就是说，风邪是所有其他邪气进入体内的先导，在疾病发生的过程中会发挥带头大哥的作用。

中风，在《内经》中分成了四种：偏枯、风痱、风懿、风痹是也。

（3）偏枯宜化痰调肝胆

其中，有的人是得了偏枯：偏枯者，半身不遂，肌肉偏

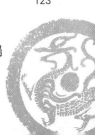

不用而痛，言不变智不乱，病在分腠之间。温卧取汗，益其不足，损其有余，乃可复也。这种是最轻的中风，很多正常人都有，但是很少人会注意，比如有的人上半身出汗，下半身不出汗，有的人左半身不出汗，右半身出汗，出现了左右不对称，这种就是很常见的偏枯。

出现这种偏枯，一般可以使用半夏白术天麻汤，比如岳美中先生就用这个方治疗过一些稀奇古怪左右不对称的疾病。

半夏白术天麻汤同名方剂约有四首，其中《医学心悟》卷三记载者为常用方，其组成为半夏9克，天麻6克，茯苓6克，橘红6克，白术18克，甘草3克，具有燥湿化痰、平肝息风之功效，主治风痰上扰证。本方为治疗风痰眩晕的常用方剂，现代常用于治疗耳源性眩晕、神经性眩晕等属风痰上扰者，或者是以痰饮为主导致的高血压。此方可以用于治疗、预防因为有出汗左右不对称导致偏枯可能的患者。

（4）风痱宜补气血

还有的人患的是风痱，所谓风痱者，身无痛，四肢不收，智乱不甚。言微可知，则可治。甚则不能言，不可治。

对于这种人，身体没有疼痛的反应，但是手脚不听使唤，神志方面也没有大的异常，一般对于这种疾病，《备急千金要方》给出的治疗方案是小续命汤。

小续命汤：治中风冒昧不知痛处，拘急不得转侧，四肢缓急，遗矢便利。此与大续命汤同，偏宜产后失血并老小人。

麻黄、桂心、甘草（各二两），生姜（五两），人参、川芎、白术（前方用杏仁）、附子、防己、芍药、黄芩（各一两），防风（一两半）。

上十二味，㕮咀，以水一斗二升，煮取三升，分三服。（《古今录验》无桂心，名续命汤，胡洽《千金翼》同。）

其实这种疾病有点类似于现代的周围神经系统疾病，出现了手脚酸麻不得力等问题。此方对于有的肌肉萎缩等问题也可以很好地治疗，其重点在于人参、白术等补气的药物，稍微又加了麻黄、杏仁、附子等温阳之品，对于中风初起的患者都有很好的治疗效果。

（5）风懿要温阳补肾

在很多高血压患者中，肾虚是导致高血压的根本原因，所以在疾病发生重大转向的时候，就会出现肾虚的现象。这种就类似于现代的脑梗。

所谓风懿者，奄勿不知人，咽中塞窒窒然。（舌强不能言，病在脏腑，先源作眼下及鼻人中左右白者可治，一黑一赤吐沫者不可治。）

《金匮要略》中将这种情况列为一种，在后面的附方中，《近效方》术附子汤，治风虚头重眩，苦极，不知食味，暖肌补中，益精气。

白术（二两），附子（一枚半，炮，去皮），甘草（一两，炙）。

上三味，锉，每五钱匕，姜五片，枣一枚，水盏半，煎

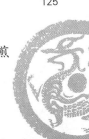

七分，去滓，温服。

针对这种阳虚导致的肾虚，可以着重考虑此方，也可以用附子理中丸作为替代品，只不过疗效没有那么好而已。

（6）风痹要补气

古书中对风痹的症状，其实也是没有明确描述的，但是风痹经常与湿痹、周痹、筋痹、脉痹、肌痹、皮痹、骨痹、胞痹相互对比：形如风状，得脉别也，脉微涩，其证身体不仁。

《金匮要略》又把风痹叫作血痹，其中记载：

血痹病从何得之？师曰：夫尊荣人，骨弱肌肤盛，重因疲劳汗出，卧不时动摇，加被微风，遂得之。但以脉自微涩，在寸口、关上小紧，宜针引阳气，令脉和紧去则愈。血痹阴阳俱微，寸口关上微，尺中小紧，外证身体不仁，如风痹状，黄芪桂枝五物汤主之。

黄芪（三两），芍药（三两），桂枝（三两），生姜（六两），大枣（十二枚）。

上五味，以水六升，煮取二升。温服七合，日三服。

一般来说，出现了四肢麻痹不仁的现象，或多或少都需要考虑是否是风痹，通常情况下可以按照原方抓药，服药一段时间后症状就会消失。比如，很多人坐久了就会手脚麻痹，或者蹲久了就会麻痹，此时也可以服用黄芪桂枝五物汤。

除此之外，对于中风还可以根据情况的轻重，而有中腑、中脏、中血脉、中经络之分。古人认为：中腑者为在表，中脏者为在里，中血脉、中经络俱为在中。在表者宜微汗，在里者宜微下，在中者宜调荣。中腑者，多着四肢，手足拘急不仁，恶风寒，为在表也。

（7）中风分阴阳

但不管如何，又可以根据大体的情况，分为两种，一种是阳虚，一种是阴虚，《寿世保元》将这两者分别用一个方预防。

一种是阴虚：精血一亏，即水竭而心火暴甚，肾水虚衰，不能制。出现心烦，腰脚无力，舌苔薄，则阴虚阳实，而热气怫郁，心神昏冒，筋骨不用。悉宜六味地黄丸，或汤或丸皆可。

怀生地黄（酒拌蒸一日令极黑，晒干八两），山茱萸（酒蒸去复选肉四两），牡丹皮（去骨三两），怀山药（四两），白茯苓（去皮三两），泽泻（三两）。

上为细末，炼蜜为丸，如桐子大，每服三钱。空心盐汤任下。忌三白，兼补右尺相火。

注意：用六味地黄丸的契机肯定是阴虚，肾虚腰酸，腿脚无力，重要的一点是舌质红，苔不厚不腻，同时还有胃口好，手脚温暖。一般对于满脸红光、精神亢奋的人比较对证。

一种是阳虚：所谓阳虚，其实就是脾胃虚，因内伤者，

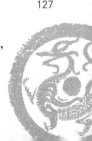

非外来风邪，乃本气自病也。多因劳役过度，耗散真气，忧喜忿怒，伤其气者，宜补中益气汤。

黄芪（蜜水炒一钱五分），人参（去芦一钱），白术（去清芦炒一钱），陈皮（一钱），当归（酒洗一钱），柴胡（去芦五分），升麻（五分），甘草（炙一钱）。

上锉一剂。入生姜、枣子，水煎服。加酒炒黄柏三分，以滋肾水，泻阴中之伏火也。红花三分，而入心养血。

这种患者一般有气虚的表现，表现为无力，肠胃消化不良，胃口不佳，很多时候还会出现器官下坠等现象，一般都有舌苔比较厚、腻的等特点。

（8）调理脾胃预防中风

其实预防中风，对其类型既可从四种简化到两种，也可简化到一种，那就是不分阴阳预防中风。那么这种情况下，一般就是从脾胃入手，我着重推荐六君子汤。

主要组成：半夏 10 克，陈皮 10 克，红参 10 克，白术 10 克，茯苓 20 克，甘草 10 克。

然后根据具体情况加减，如果出现了阴虚，则加入黄柏、知母；如果出现血虚，则加入熟地黄、当归；如果阳虚明显，则加入干姜、肉桂；如气虚明显，出现了手脚麻痹，就加入黄芪，白术加量。

13. 中医可以预测气候，能够预测地震么

2018 年纪念 512 地震，笔者写了一篇文章，关于如何

预测地震的，但是文章并没有详细解答到底如何才能准确预测。最近有朋友挖出来，希望我给一个明确的解答，毕竟问这个问题的人住在地震带，希望我给一些好的建议。

怎么预测灾难呢？其实灾难就潜伏在日常生活之中。有一段时间，我专门花心思读史书，特别是《左传》，因为《左传》是一本学术价值非常高的史书，不仅是史书，还有很多关于文学的知识，还有关于《周易》等的内容，里面也保存了我国古代最原始的历史资料，是研究古代中国历史和社会必不可少的一手资料。

《左传》很难读，因为这本书中的很多内容都是专业的，比如有一句话叫作"人火曰火，天火曰灾"，本来就是火，为什么《左传》要把他们区别开来？事实上，这就是中国古代人对于自然的认识，灾其实跟人类的很多行为是一样的，只是我们不注意，就会造成不可挽回的损失。同一个概念，在不同的话语下，就是不一样的事情。

所以古代的"灾"，主要是指火灾。而火是人类发明的，受人类掌握的就是文明，不受人类掌握的就是灾难。

中国文明开始就是以巫为主的文化，特别是在商代，君主与宗教主之间存在非常尖锐的矛盾。伊尹放太甲于桐宫，据说就是因为君主违背了宗教主的意思，所以产生了政教之间的矛盾。而在周代以后的王朝，我们的政治和宗教都是分开的，并没有政教合一的朝代出现，宗教从此退出了政治的中心。

巫这种拥有超越世俗能力的人群开始边缘化，也就是我

第四章　临床思辨与实践

129

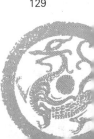

们日常的所谓预测的哲学被边缘化。现代人越来越相信，我们可以用科学的方法预测未来，而古代人则相信可以用本能预测未来，有的人的本能可以被开发，有的人的本能不能被开发，如此而已。

中国古代哲学就是一部预测史，就是一部以不确定性选择的决策历史，朱子所谓的"《周易》盖卜筮之书"也就是来自这里。

汉代以前的预测，主要靠的是各种零散的方法，而到了董仲舒横空出世之后，天下定鼎，儒术统一思想，所以基本上的预测方法都集中糅合到了儒家的经典之中。

比如《尚书》中有所谓的《洪范篇》，这篇文章主要讲的就是人类如何预测，如何面对灾难，据说大禹就是因为得到了河图、洛书，才有了治理洪水的能力。

董仲舒的影响是深远的，其天人三策到现代还影响了很多人，据说当年的梁启超功力了得，能够只字不漏地背下这篇影响了中国政治2000年的鸿篇巨制。

董仲舒开辟的时代，被后世很多人所模仿，刘歆根据这些理论，注解了《洪范篇》的五行，写成了《五行传》，但是这篇文章基本没有传世价值，因为只是记录了那个时代的灾难，根本没有预测的价值。

但是，到了后来的《黄帝内经》中有关于气候的描述与预测，就有非常深厚的预测基础了，只要是关注我们公众号超过一年的人，都知道我们根据《内经》五运六气理论预测的气候特点，几乎不会出现大的偏差。

五运六气可以预测气候，自然就可以预测自然灾害，而且公式也很简单。比如说预测雨水，预测地震。

《内经》说："土郁之发，岩谷震惊，雷殷气交，埃昏黄黑，化为白气，飘骤高深，击石飞空，洪水乃从，川流漫衍，田牧土驹，化气乃敷，善为时雨，始生始长，始化始成。"

这段文字记载的就是山洪、地震等发生时的景象，而其基本原理是"土郁之发"，什么是土郁之发呢？按照中医的理论，五行之间存在着生克制化的关系，某一个五行被克制得太厉害了，时间一久，得到了回归本性的机会，就会表现出非常大的气候变化。

所以木制土，就会出现土之郁也。当这种时候变久了，郁极则怒，怒动则发。但是这种发是有规律的，一般都是在夏天发。要知道，土郁而发的条件是土本来力量很弱，但是碰见土运来了，或者火运来了，就会慢慢恢复自己的力量，自然就会表现出土的特色。

所以古人认为，土郁之发，大多在三之气与四之气，三之气是太阴湿土，四之气是少阳相火。更重要的是，三之气开始其实是五运之中火运，土运正当时，火能生土，土能助土。

2019年，大家知道是一个比较特殊的年份，甲己化土，土不及，还有一个厥阴风木司天，所以土郁的现象是很严重的。但是，这种土郁，到了三之气、四之气，因为有火运的支持，有土运的增旺，根据"土郁则发"的规律，是很有可

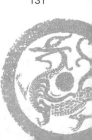

能发生地震的。

14. 新年伊始：这次头晕可能是中风先兆，千万不要掉以轻心

2018 年冬天，很多人得了流感，但是此时的症状中，有一个很明显的就是头晕，不少人疑惑，这是不是高血压？碰见这种患者，我一般都是比较自信地告诉人家，此次不是高血压，大家不要担心，只是肺部气痹之后，人体的气机出现了升降失常，马上就会缓解，所以根本不是所谓的高血压。

原因很简单，就连我这种血压完全正常的人，只要是肺部感染，就会有眼冒金星、头晕眼花的现象。大寒节前，气候是这样的：太阳寒水司天，太阴湿土在泉，主运水不及，客运木不及，所以寒湿之气很旺盛，出现了头晕也是因为寒湿之邪在表，所以此时最应该用的就是附子理中丸及麻黄加术汤。

大寒节之后，气候完全不一样，变为厥阴风木司天，少阳相火在泉，变成了风温之气，所以很多节气病开始出现了。

（1）2019 年的头晕

对于 2019 年的气候，我在早先的文章中做过详细的分析，因此这里就不做重复了，但是为了更好地指导用药，还是简单重复一下。2019 年的司天在泉分别是厥阴风木和少阳相火，所以木克土，木火相煽，最容易出现头晕，这种头晕还是因为气温温和，气候变化多。

古人说："眩者言其黑，晕言其转。冒言其昏，眩晕之与冒眩，其义一也。其状目闭眼眩，身转耳聋，如登舟车之上。起则欲倒，盖虚极乘寒得之，亦不可一途而取轨也。"眩晕其实很像晕车晕船一样，让人感觉很不舒服。事实上，还有一个关键，那就是眼睛会变得突然看不见，或者眼冒金星，只是很少人会说这个，这种表现又与近视有很大的关联。

一般来说，气候变温暖，就会出现很多人血压升高，所以很多人从寒冷的地方到达温暖的地方，就容易犯高血压，我不建议高血压患者从北方搬到南方过冬，也是基于这个理论。

（2）治头晕经典药——菊花、天麻

在治疗头晕的方药中，有两位药是非常经典的，几乎是人见人爱，花见花开，几乎每一个人都用得上。一种是花，叫作菊花，还有一个是根茎，叫作天麻。这两个药是临床用来治疗头晕的常用关键药，同时也是很好的食材。

关于菊花，元稹说"不是花中偏爱菊，此花开尽更无花"，菊花是花中最晚开的，所以中医认为其得金气最重，具有肃杀之气，而眩晕的主要原因还是因为肝风内动，所以菊花可以很好地防治眩晕。由于菊花的根苗花果皆可为药，所以有的医家对其甚是赞美，"味兼甘苦，性禀平和，备受四气（冬苗、春叶、夏蕊、秋花），饱经霜露，得金、水之精居多"，故而菊花时常作为治疗眼睛疾病、眩晕疾病的首选。

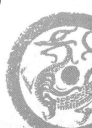

《本草备要》说菊花"能益金、水二脏（肺肾），以制火而平木（心肝）。木平则风息，火降则热除"，很多时候出现了热象，比如眼睛多眼屎，眼睛泛黄等症，皆可使用菊花。

关于天麻，根类黄瓜，茎名赤箭，有风不动，无风反摇，一名定风草。所以天麻是用来治疗风疾的，"治诸风眩掉，头旋眼黑，语言不遂，皆属于肝"。以此而论，只要是跟肝风有关的疾病，都可以用天麻治疗，搭配其他的药物，效果更佳。

（3）枸杞菊花茶

如果要预防头晕和以此导致的中风等症，可以用茶饮的方式养生，其中菊花能养目血，去翳膜，治头目眩晕（风热），散湿痹游风。古人认为，菊花与枸杞子相配做成蜜丸，服用日久，则可以永葆眼睛健康，这说明菊花与枸杞子的搭配对人的眼睛非常有利，也非常有利于头晕的患者，对于近视来说也有很好的疗效。

众所周知，近视的开始就是视物模糊，其实按照中医的观念就是眩晕，看东西出现重影，但是现代人认为这种不是病，所以按照近视来配搭眼镜，事实上，这种操作对很多小孩不利。如果想防治近视，在小孩最开始出现视物模糊的时候就泡上枸杞菊花茶，就能够防治此类疾病。对于年老头晕目眩的患者，在菊花枸杞茶之中，有菊花去肝风，枸杞子滋补肝肾，自然也能防治所谓的眼睛疾病。

（4）天麻鸡汤

天麻的作用如上所言，所谓"诸风掉眩，皆属于肝"。

肝血不足，则肝病不能荣筋，故见前症。天麻入厥阴而治诸疾，肝气和平，诸疾自瘳。但是因为天麻是风药，凡是风药都有一个属性，那就是燥。在治疗中风的时候，一般风药中会加入养血之药，而养血之药中也会加入风药，即"风药中须兼养血药，制其燥也。养血药或兼搜风药，宣其滞也。古云：治风先治血，血行风自灭"。

所以，天麻在作为食品的时候，还需要加入一些养血之品，比如我们所知道的血肉有情之品，50克天麻加上一只2斤的鸡，炖着吃，不仅可以治疗头晕目眩，还可以预防近视。

（5）无虚不作眩，无痰不作眩，无风不作眩

在治疗眩晕的时候，有一个著名的观点，那就是无虚不作眩。所有的眩晕都是因为有虚证在，所以着重在滋补上根治眩晕。另外一个观点则是无痰不作眩，所以治疗时常需考虑痰饮之因。还有一个眩晕之因是风。

总而言之，虚、痰、风是导致眩晕的根本原因，但是具体来说，又有很多区别。下面将经常出现眩晕的情况逐一分析，供大家参考。

（6）清晕化痰汤，先理痰气，次随症治

对于眩晕，有很多原因，风寒暑湿燥火皆可导致眩晕，但是有一个本质的要素，那就是痰饮，凡是出现了痰的情况，皆可以清晕化痰汤为主方。此方为治眩晕之总司。

陈皮（去白）、半夏（姜汁炒）、白茯苓（去皮各15

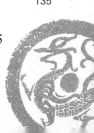

克），防风、羌活（各10克），甘草（7克），枳实（麸炒10克），川芎、黄芩（酒炒各10克），白芷、细辛、天南星（姜汁炒各7克）。

上锉一剂，生姜三片，水煎服。以此作丸亦可，气虚，加人参5克，白术去芦10克。血虚，加当归，倍川芎。有热，加黄连（姜炒）5克。

此方以二陈汤作为底方，稍微载入防风祛风，羌活搜风，黄芩去热，白芷燥湿，细辛可温少阴之寒。可以说主要考虑的还是风与痰，如果有虚证，那么可以考虑加入人参、当归等滋补品，也可以适当地加入补肾健脾之药。

（7）头晕严重，风证为主，主之以半夏白术天麻汤

如果头旋眼黑，恶心烦闷，头晕严重，口中痰饮很多，津液满口，气短促上喘，无力言语，心神颠倒，目不敢开，如在风云中头若裂，身重如山，四肢厥冷，不得安卧，此乃胃气虚损，停痰而致也，宜半夏白术天麻汤。

半夏4.5克，白术、天麻、陈皮、茯苓各3克，甘草（炙）1.5克，生姜2片，大枣3个。

半夏白术天麻汤化裁自二陈汤，但是又没有了二陈汤的乌梅，加入白术健脾，针对的是"无虚不作眩"这个病因，加天麻则全在于祛肝风，因此方简单，作用效果也好。

（8）劳累过度，四肢疲乏，脏器下垂，主之以补中益气汤

如果是体力工作者，或者是脑力劳动者，饮食不规律，经常减肥，过餐不食，脏气下垂，脉虚弱也，宜补中益气汤

加半夏、天麻、白芍、熟地黄。

补中益气汤：黄芪、甘草（炙）各15克，人参（去芦）9克，当归身（酒焙干或晒干）6克，橘皮（不去白）9克，升麻9克，柴胡9克，白术9克。

人身之中，春升之气最重要，所以李东垣主张补脾胃先要升阳气，其中方中黄芪补中益气，升阳固表为君；再用甘温除大热的方法，以人参、白术、甘草甘温益气，补益脾胃为臣；陈皮调理气机，当归补血和营为佐；升麻、柴胡协同参、芪升举清阳为使。综合全方，一则补气健脾，使后天生化有源，脾胃气虚诸症自可痊愈；一则升提中气，恢复中焦升降之功能，使下脱、下垂之器官自复其位。对于因为劳累过度导致的各种疾病，都有非常好的效果，一般情况下，服用补中益气汤会有饥饿感，使人胃口大开。

（9）真阳不足，四肢冰凉，气虚无力，主之以参附汤

如果有明显的气虚、阳虚，表现为脸色苍白，上气喘急，气短自汗，眩晕欲倒，如坐舟车，脉沉细，很多都是脑梗的先兆，有的甚至出现两眼发黑，此时宜使用参附汤。

人参25克，大附子15克。

上两味药一剂，生姜三片，水煎。热服。

对于阳气极虚者，这个方可以救命，但是人参难得好的，好人参难找，不过救急很管用。

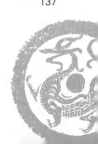

（10）懒人之法，总括之方

为了避免治疗太复杂，我把以上防治方法总结凝练为一方，按照五运六气的理论，2019年厥阴风木司天，所以一整年肯定是气候变化多端，也会有风多的现象，而少阳相火在泉，所以风火相煽。

头晕目眩，脾胃不适，可从三点考虑，痰、虚、风，痰以二陈汤为主，虚以八珍汤为主，风以防风、天麻、羌活、菊花为主，以此组方：

红参10克，白术10克，茯苓30克，陈皮10克，半夏10克，甘草10克，防风10克，天麻20克，菊花20克，羌活10克，当归10克，川芎10克，白芍10克，熟地15克，黄芩10克。

根据情况加减，以上一方即可用以预防2019年的高血压患者出现的眩晕、头痛等病。

15. 雨水节气还下雪，"春行秋令"，到底是怎么回事

中国人对气候的注重程度，远远高于西方，所以在西方人还不知道如何种植的时候，我们已经总结出来了一系列的经验，并用来指导农业生产和疾病治疗。

中国人是首先发现气候变化对人体有影响的民族，不仅如此，我们还发现了其中的疾病规律，通过气候变化确定整个人类疾病的发病规律。

春天有春天的样子，秋天有秋天的样子，这个就是四时有序；夏天有冬天的感觉，秋天有春天的感觉，那就是风不

调雨布顺。开始时，**我们的古人用天人感应来警告统治者**，认为四时无序是统治者没有做好。

经过几千年的发展，人们发现其实天地之道，是有规律而行的，而发现这些规律的主要方法就是律吕，是历法。

春行秋令，毫无疑问，就是在春天这个生生不息的时节，突然气候表现为肃杀之气异常，气候异常寒冷，表现得万物凋零。

2019年的春天，就有一点春行秋令的意思，本来在春天，气候应该变暖，但是立春日之后，慢慢表现为寒冷。从五运的角度讲，第一个主运是木不及，客运是土不及，所以最大的问题是肝胆问题，还有脾胃问题，而木不及，表现出的就是春天来得更晚一些。土不及，表现出来的就是湿气不够，稍微干旱一些。

但是，这些都不能说明为什么会有春行秋令，其实最关键的是六气的规律，从大寒开始六气中主气是厥阴风木，而客气是阳明燥金，金克木，所以有的时候秋天的特色就表现出来了。

春天虽然是肝木主事，但是木不及，还有燥金的客气，肝木的疏泄功能就不好了。所以在治疗感冒的过程中，用麻黄类的方剂疗效不好，若加入一些升麻、葛根之类的药物，如此就能更好地发汗。

木不及，肝胆本身就容易出问题，外加客气有燥金，更要注意了。2019年春天的感冒几乎都有咳嗽，用发表的药物治疗往往不能获得较好疗效，最好使用能够升发的药物，

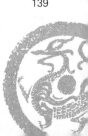

比如升麻葛根汤、葛根汤等。

16. 一个五运六气的盲点：土不及，就一定会有木太过吗

高中时候，我的化学一直不错，但是到了学习化学平衡反应的时候，就开始走神了，那段时间是最烦恼的。比如二氧化碳与氢氧化钙的反应，为什么随着二氧化碳的增加，碳酸钙的溶解量会越来越少，特别是气体的互相反应。

平衡反应是世界上最普遍的反应，不管是氧化还原反应还是非氧化还原反应都存在化学平衡，理解了这个平衡就能够理解中国古典哲学的"天之道，损有余而补不足"。

朋友圈有不少朋友是关注了我们微信公众号的，但是很少人完全从2014年开始关注，所以有很多以前的原理性的文章都没有读过，所以对于五行的太过不及，都难免想当然。

比如2019年的五运，中运是甲己化土，土不及，所以很多人就想当然地认为2019年的木应该是太过的。但是，事实上刚好相反，正是因为土不及，按照"太少相生"的原理，木是不及的，并不是太过。所以2019年年初的气候才会是倒春寒，一立春就开始下雪。

何谓太少相生？角徵宫商羽，分别代表的是不同长度的乐管发出的声音的音质，每种音都有太过与不及的特点，所以有太角、太徵、太宫、太商、太羽，少角、少徵、少宫、少商、少羽，两者之间存在着相互转化的关系。用角徵宫商羽来表示一年的季节和五行，就自然会有太角生少徵生太宫生少商生太羽，少角生太徵生少宫生太商生少羽，这就是太

少相生。

五行是一个阴阳，阴阳就有太过不及，阴阳是一个太极，太极只能是一，所以阳多了阴就少，阳少了阴就多，所以有太少阴阳。太少阴阳就是一年四季，春天长，夏天就短，夏天长秋天就短，很简单的道理。

太过不及，在时间上是先后关系，是长短关系，在空间上是东西南北关系。2019 年土不及，所以火太过，因为土不及所以长夏时间短，而夏季时间长，春天自然也很短，所以 2019 年的春天刚来，就会马上进入夏天。

最美人间四月天，2019 年的四月，会比较热，因为春天结束得总是那么迫不及待！

掌握了这个原理，其实就可以很好地推断一年四季的气候特点了。另外，因为现在市面上教授的五运六气，很多只有简单的中运，少有人详细地推算主运、客运，且很多内容都失准。偶尔能看到一些老师会推算主运、客运，但是这种文章因为太复杂，几乎很少人读，这也是中医药文化失传的一种无奈。

中国自古以来文化就有一个特点，那就是搞平衡，不管是古代的权术，还是阴阳五行理论，没有明白这个，就很难懂得中华民族所谓的"中庸之道"。

17. 怎么判断病人的死期，现在医生理论不如老人经验

戊戌年腊月二十九的晚上，北京中医药大学东方医院的

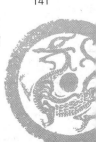

某位大夫还在值班室过年，而我已经在床上躺着，大家聊了一会儿天，他说到"最近几天估计有人要过去了"，我问为什么，他说"有一个胰腺癌患者，有心衰，肺衰"，据说还需要一个礼拜才会去世。但是我断定患者过不了大年初一。

果不其然，大年三十那天他跟我说，他们科室死了三，其中包括那个胰腺癌患者。根据节气推断死亡时间是所有断定死亡最便捷和准确的方法，其次才是所谓的七怪脉，再次才是所谓的代脉。

节气是整个天地之道最重要的表现，如果人的身体不能与天地之道合而为一了，那么人就不存在生存的意义了，这时人就会自然离开。

每逢节气，气候都会有一个很大的变化，比如立春之前，气候是寒冷的，但是立春之后，普遍都是出现比较温暖的气候，气候有变化，人体就会感冒，这时就会导致各种问题。

感冒并不会致命，但是由于感冒导致的各种后遗症就会导致丧命，这是现代医学非常重视的现象。其实感冒并不是因为感染了病毒，或者感染了细菌，而是人体本身的气血运行不能很好地跟大自然的节奏一起。人体含有很多细菌、病毒，但是很多时候不遇见节气是不会表现出来的。

节气是一个转折点，气候的变化会改变环境，从而给予病毒和细菌一种更加适合的环境，此时疾病就会加重，或者由于病毒和细菌的增加而引起其他问题的加重；如果气候改变使病毒或者细菌的生存环境更恶劣，那么人体就会自然而然地痊愈。

胰腺癌很多时候表现为消化系统的疾病，其实完全可以看成是脾胃系统的疾病，所以每逢节气往往会加重，大年三十刚好是立春，所以我断定患者很难过这个节气。

另外，脾胃疾病，不管轻重，只要遇见节气，就会加重；而脾胃疾病遇见己亥年，本来就是加重的年份，又是春天，所以我断定这个病人难以熬过立春。

从节气断定疾病的加重与减轻，是比七怪脉和代脉更准的一种断定死期的方式。事实上，《黄帝内经》中还有所谓的十天干断生死法，什么肝病什么时候加重，什么时候痊愈，什么时候相持等等，这些都不是非常的准。

以前我经常在群里讲汉代的《周易》发展，其中汉代的周易就是非常注重节气的，因为汉代人对节气的观点就是，四时阴阳与二十四节气是一回事，研究《周易》的人要想预测准确，就必须深刻地明白节气与物象、阴阳之间的关系。

2019 年后来的一段时间，很多疾病开始出现变种，其实都可以按照节气的变化加以诊疗，特别是脾胃疾病导致的各种问题。而很多原本处于亚健康状态的人，因为疾病加重，也会在此时找到医生加以诊疗。

当然，如果节气变化导致的疾病加重，或者行将就木之人，不死于立春，也将死于雨水。

143

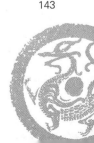

18. 五运六气产生于什么年代

（1）传法太重悟，头绪难捋顺

五运六气产生于什么年代这个问题，一直以来都是比较棘手的，因为可供考证的资料太少了，出现这种现象的原因很多，不过可以总结为以下几个：

一是中国有一个很奇怪的传统，对于医学或者数术，叫作非其人勿授，师傅带徒弟是讲求弟子的悟性与机缘的，没有机缘，那么再努力都是白搭。好比《天龙八部》中的逍遥派传授，无崖子心目中的掌门人肯定是一个玉树临风的少年，肯定是一个思想觉悟奇高的"逍遥"人，但是最后因为机缘巧合，传给了一个长得不咋样，悟性也不强的虚竹。《黄帝内经》说"非其人勿传，非其真勿授"，作为徒弟，必须要有足够的德行与能力，才能接受师傅的教诲，而作为师傅必定要有真材实料，才可传授，不然就是虚的，误人子弟。

再一个，中医药历来不重视考证，很多东西表述起来不严谨，特别是医学上的理论及源头，这也是中医药讲求悟性导致的不可避免的结果。事实上，我找过不少书籍，关于五运六气的形成，甚至考证了一个礼拜，都没有考证出头绪来，所以只能从思想史或者科技史的角度加以考证。

（2）数术融合

虽然没有明确的数据记载，但是从五运六气的宇宙观、运用的技术来看，可以大概推算出五运六气形成的年代。

在五运六气中，融合了汉代的数术包括节气特点，其实还有浑天说与盖天说的成分在其中，从五运六气的描述来说，五运六气的宇宙观基础是浑天说，而浑天说的提出在汉代，所以五运六气理论的形成不会早于汉代。

另外，七篇大论出现在王冰留下的《内经》中，出现的时间是唐代，在唐代以前的书籍中，基本没有看见过运气内容，比如孙思邈的书中就没有，可以推测，在一代药王的视野中，五运六气还没有被运用于疾病的治疗。

以此观之，五运六气与医学的合流应该是始于王冰的。

（3）道教的自我提升

道家在先秦的时候，主要讨论的是道，但是到了汉代，更多的是探讨术，经过两汉的发展，其实道家与农家、儒家已经合流了，也出现了瓶颈。

这个时候，道教为了突破，特别是在魏晋南北朝时期的社会大动荡下，为寻求自我突破之道，与来自西方的占星术、佛教的算术等结合，实现了一次比较成功的蜕变，道教的数术预测变得更加准确，也更加具有可操作性。

在道教的发展历史上，寇谦之发挥了很重要的作用，特别是对于中国的星辰运行的规律。按照常规的运算，很多数据都对不上，包括我们熟知的很多大师的运算，但是寇谦之从一个道士那里得到了一种算术方法，可以算得非常准。

大家都知道，现代的五运六气最重要的就是推步，所谓的推步其实就是对于七星运行规律的把握。对于七星运行规

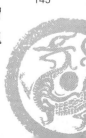

律把握得越准，对气候的认知就越正确，这样就越能准确预测出气候变化，这就是五运六气的核心。

对于这些，稍微看一下《周易》学的发展历史，就可以比较好地体悟。

所以，从医学的角度，我们可以断定五运六气的出现不是因为治病，而是为了更好地指导农业生产，所以唐代以前根本没有书籍会以五运六气指导治病。从数术的角度，五运六气是经过了很长的时间，综合了浑天说的各个学说，气候节气的划分以及汉代以来的阴阳五行观念。基本可以确定，两汉开启了数术的进化历程，而魏晋南北朝促使了五运六气的精准化，最后形成应在隋唐之际。

真正以五运六气指导实践，则是两宋之后的事情了。

19. 论数字的起源：五运六气为何是五和六而不是其他

数术是中国哲学的一个衍生产品，事实上也是中国科技史上的核心内容。中国的数术与西方的几何数学有类似的作用。比如，在整个数中，从 1 到 10 都有特殊含义，每个数都代表着一个特定的含义。

按照西方的观念，数是人类对于时间的抽象，所以数其实是具有时间性的，正是因为这样，所以现代西方人非常注重数学，也非常重视时间，一部《时间简史》火了 30 年，也以此为基础来解释整个宇宙的很多现象。

但是，中国哲学则认为数属于象的附属品，是在有了象之后，才有数，所以自古以来就有"结绳而治"的传说。结绳而治所代表的就是以数字作为物象的方法的运用，而在此基础上，也兼顾了数的时间性。所以，数在中国文字中，一是表象的，比如一二三等数字，一是表时间的，比如四五六七等数字。

（1）一代表道

可能大家对于一的理解，第一个想到的就是《老子》的"天得一以清，地得一以宁，人得一以为天下王"，一又代表着道，所谓"道生一，一生二，二生三，三生万物"，所以大家对一的理解是非常深刻的。

一直以来，中国文化的观念都认为道与术是有区别的，所谓的道是无形无相的，而术是可以具体把握的。但是，并不是说道术之间就存在一个不可逾越的鸿沟，比如一就是道与术之间的沟通纽带。

西方哲学一直在讨论一个话题，那就是所谓的一与多的关系。所谓的一就是普遍性，事物的规律性，而所谓的多就是个性，多样性，多样性与统一性之间存在着必然的联系，所以一与多之间存在着必然的联系。

中国将一作为道与术的连接纽带，其实非常具有先见性。《说文解字》说"惟初太始，道立于一，造分天地，化成万物"，一为天地之始，其实这就上升到了时空观念了。记得有一次我还跟朋友讨论过时空的有限性与无限性，对于时空到底怎么确定其开始和结束？

如果非得给时空一个开始和结束，那么就会钻进霍金等

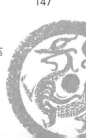

的宇宙观念中。事实上，时间与空间的绝对性和相对性问题是无解的。时间可以有开始，空间可以有开始么？

中国的哲学赋予宇宙的开始与结束，都是道，也就是一。而一到底是有限性，还是无限性？我们的祖先其实并不会加以讨论，只是打太极地说"无极而太极，太极而无极"。从太极的角度来说，时间、空间都是有开始与结束的；但是从无极的角度来说，那么时空观都是无限性的，没有所谓的开始与结束。这就是道，道有多有一，不能证明也不能证伪，即所谓的"百姓日用而不知"。

（2）二是阴阳还是数

在说二之前，我们必须明白数是怎么来的。中国文化里的每一个概念都是有说法的，象数也一样。《左传·僖公十五年》韩简之言："龟，象也；筮，数也。物生而后有象，象而后有滋，滋而后有数。"

可以这么说，道是整个宇宙的起源，所以道会产生象，而象会产生数，所以数是象思维的一个延伸，没有象就不会有数。

所以，二这个数首先应该是一个象，《说文解字》说"地之数也"，段玉裁注解说："惟初太始，道立于一。有一而后有二。元气初分，轻清阳为天，重浊阴为地。"所以，二代表的是天地之间的对立关系，也是一个数，是象数合二为一的结果。

象数是道的延续，是一种具体的表达方式，而二作为整个数字体系中最为重要的一个环节，有着不可或缺的作用。

《周易》说"太极生两仪，两仪生四象，四象生八卦"，对于数字来说，二是太极分而后产生的，所以与道家认为的"道生一"有着非常一致的关系。道家讲求的是一个道法自然，是一以贯之，但是儒家讲求的是辨证论治，是二五之数。

是一还是二，在道家与儒家的观点之间存在着一个非常明显的分歧。所以庄子说"道术为天下裂"，并认为这是世界学术倒退的一个表现。而儒家虽然也追求"惟精惟一"，但是还是基于"扣其两端而求之"，是一个"中"，而不是"一"。

（3）三生万物，还是天地人

道家讲"道生一，一生二，二生三，三生万物"，这是一种哲学的讲法，是比较抽象的说法，因为在一二三后面根本没有名词，也没有所谓的量词，而是一个非常抽象的总结。道家在用三的时候，大多数情况下还是作为一个宇宙的最抽象的词来用。

但是，如果按儒家的观念，则会给三赋予一个比较具体的概念，比如耳熟能详的是"天地人三才"的说法。《说文解字》就是继承了儒家的传统"天地人之道也。从三数。凡三之属皆从三。弎，古文三从弋"，这种分类方法是比较具体的。

在中国古典话语体系中，所谓的天地人，天是看不见的规律，是道。而地则是人所处的环境，是一种多重因素的综合组成，人则是人体内在的一些因素，主要体现在人的主观

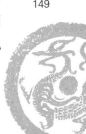

能动性上。从一到二，再从二到三，其实是中国分类法的一个延伸，因为有了一二三，后面的数字就可以按照加减乘除的方式产生。

中国自《尚书》以来，就开始了所谓的分类，"初一曰五行，次二曰敬用五事，次三曰农用八政，次四曰协用五纪，次五曰建用皇极，次六曰乂用三德，次七曰明用稽疑，次八曰念用庶征，次九曰向用五福，威用六极"，在整个人类的认识体系中，可以有一二三四五六七八九十等不同的分类法，不同的数字其实都代表了特殊的含义。

（4）四是象还是数

四是一个比较尴尬的数，因为不管是两仪生四象，还是一加三，都可以得出来。所以，大家对于这个数字就容易有争论。《说文解字》认为"阴数也，象四分之形"，四代表的是一个四方格分成了四部分，所以四是比较具体的。

不管是从两仪生四象的角度，还是从一块东西分成四份的角度，四都没有一二三的重要性，四不是基础性的数字，不是必不可少的数字。比如，我们熟悉的四季，可以说是以四作为基数的分类方式，但是，有了四之后，我们很快又发现了五分法，还有六分法，最后有所谓的十二分法。

四象，就是太少阴阳，也就是日月体现出来的阴晴圆缺，太阴是月亮圆满的样子，少阴是月亮处于缺的状态。太阳、少阳更多地是说太阳的状态。而这种具体的象，又通过一定的转化最后成了一年四季的表述。在汉代的观念中"太阳"指的是夏天，少阳指的是春天，太阴指的是冬天，而少阴指的是秋天。

所以，四其实是中国数字发展史上的一个非常重大的突破，四既是表时间的，也是表象的，这个象就是太少阴阳，而这个时间就是一年四季。从这个角度来说，四是时空性的开始，所以四开启了5、6、7、8、9、10的产生。

（5）五是五行，也是四季

数字越大就变得越具体，而越具体就越容易用举例的内容来说明，而这个时候往往又很容易遗漏，所以数字越到后面，就越来越具体。

五就是比较具体的内容，相比于四，多了一个一，这个一可以是很多情况下加入的。比如，当我们发现四季不能描述完节气的变化后，便采用了五的形式，有了后来的春夏秋冬加一个长夏。

五不仅可以表时间，同时可以表空间，这个概念的复杂性就在于此，五是四季的再次细分，那么这个五就是表时间的。但是，五如果是四方再加一个中心，那就是表空间的，五具备了表达时空的属性之后，就变得异常复杂，因为这样可以赋予五多重内涵。

我们通常说五运六气，其实就是基于五可以表达四季，又可以表达四方，最终又有了一个五行之间的生克制化的逻辑属性，这种属性多、代表又具体的方式方法，很容易被人民所采用。

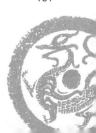

（6）六也是五行，但是比五行多一气

汉代的时候，其实发现宇宙的时间可以分为五份，所以就有了四时五行。后来发现，五分法其实并不能将所有的时间规律表达出来，所以又有了所谓的六分法，五分法、六分法，实质上都是五分法。

六环，比五环多一环，六气其实就是比五行多一行。六气的生克制化关系基础还是基于五行的关系。四五六，可以说都是基于时间的抽象，它们之间没有本质的区别，但是却有着运用的差别。

现代解五运六气的，都停留在六气上，很少上升到五运上，所以对于五运六气的变化很难解释清楚。因为六气不是五运六气的逻辑基础，而是一个表象。只有五行才是五运六气的表现基础，才有内在的逻辑属性。

（7）为什么不用七

恩斯特·卡西尔曾指出："如果我们试图追溯附着于各种圣数的情感值的始源，那么我们几乎总会发现，它的基础是神话空间感、时间感或自我意识的特殊性。"七这个数，就有这么一种很强的空间感、时间感和自我意识在里面。

七是不可分的，是一个非常大的质数，可以说质数都非常重要，因为它具有独一性，不可能用更小的数字周期性地组成。

（8）神秘数字"七"与天文的联系

从世界范围内而言，当首推日、月与木、火、土、金、水五大行星，古人称为七曜。《尚书纬·考灵曜》曰："日月者时之主也，五星者时之纪也。"古代将日月的视运动作为制定历法的依据，而五星的运行不仅用于制定历法，同时也是星占学的主要观测对象。日月五星在古代天文学和古代星占学中都是主要角色，恒星天空只不过是衬托它们的背景，西方星期计日法的产生，也与此有关。《素问·五运行大论》曰："夫变化之用，天垂象，地成形，七曜纬虚，五行丽地。"这里七曜与五行相对，说明七曜犹如五行，与古人的政治、军事、文化、生活等产生了紧密的联系，引发人们的神秘意象，自然形成了神秘观念。

其实中医有天癸的概念，也有"女子七七""男子八八"的规律总结，七作为整个数字的一个基础，也是生命周期中出现的一个重要数字，含有很多意义，至今为止都没有一个固定的看法。

（9）八是什么

我们现代所谓的八，其实是分别的意思。但是 8 这个数字又是确实存在的，而且还有非比寻常的含义。其实，在中国的数字体系中，7896 是一个比较特殊的数字，因为这个数字跟占卜搭上了关系。

在卜筮的时候，所谓的四营之数，最后得出的结果不是 7/8，就是 9/6，所以有着特别的含义。七代表的是少阳，而八代表的是少阴，六代表的是老阴，九代表的是老阳，所以八又是少阴之数。

正是因为 8 为少阴之数，很多人在解释男子八八的时

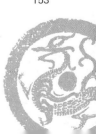

候，就会说男为阳，所以耦合少阴之数；女属阴，所以七七，要耦合少阳之数。当然，这只是一种说法，由这种说法引申出来的还有七损八益。

（10）为什么七要损，八要益

很多人在解释七损八益的时候，就是按照男子八八，女子七七，并指出七损八益就是男女之间的床笫之事。

事实上，七代表的是少阳，八代表的是少阴，而在周易卜筮的系统内，占卜得到的是 7/8 两个数时，代表的是少阴少阳，而少阴少阳代表的是阴爻阳爻，但是这两个阴阳爻是静止的，不会发生质变。

占卜如果得到的是 9/6，也就是老阴老阳，就会产生变数，老阳会变成少阴，老阴会变成少阳，因此 7896 之间形成了一个太少相生的闭合环。而这个太少相生恰恰就是阴阳互根互用的一个具体表达。

阴阳互根互用也可以表示男女之间的不可分离，也可以表示人体的阴阳气之间的转化关系。

（11）九为至阳

9 是老阳，其实是最容易出现变数的，所以在中国人的观念中，每逢九的关键点，就必须注意。很多老人就是过不了 9 这个节点。

9 为至阳，可以从多个角度加以诠释，其实开始 9 只是艾灸的意思，因为艾灸治病必须经过一段时间的灸治，久而形成了长久的意思。从艾灸的角度来说，时间久也是代表着阳。而从占卜的角度来说，9 代表的是太阳。9 也代表阳，比如《周易》的卦辞之中，前面就会加一个上九、九一、九二、九三、九四等数字，而阴爻则以六作为代表。

所以后世对于阳的表达，差不多都用九作为借代，形成了中国的文化符号。

20. 运气对脏腑有哪些影响，如何来看

时下研究五运六气的学者，很多都只是用中运，也就是所谓的大运，但是很少人会关注主运、客运。比如以 2018 年来说，是戊戌年，按照五运六气的合化原理，应该有中运为火太过的现象。大家都知道火太过，所以会有火克金，肺脏很容易得病，大肠经很容易得病。但如果中运的运用仅仅局限于此，这就不是五运六气了。

中运最重要的就是，这个是整年五运的一个核心点，或者说是引爆点。比如，2018 年的火太过就是各种问题的引爆点，但并不是说所有的问题都出现在火克金上，而是各个脏腑都会出现问题，但是终极的原因都是火太过。

通过中运可以推导出主运，所谓的主运就是五运。要知道，2018 年火太过，意味着还有其他五行也存在太过不及，而不是说 2018 年只有火这一个五行。那么在火太过的情况下，其他五行是什么状态，到底是太过还是不及，它们之间存在着什么样的关系呢？

（1）五行是生克制化、太少相生之间的平衡

如果了解中国五行的太少相生，知道五行之间的关系是

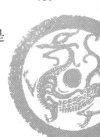

生克制化四种，而不是简单的克，很多问题就迎刃而解了。但是，在整个中国文化观念中，或者是五行体系中，最重视的是克的关系，其次才是生的关系。在子平八字中，克我者为官杀，生我者为枭印。

相克的关系是最重要的，也是影响最大的，所以在中国社会，官本位一直是主流，除了官本位之外，才是读书。事实上，五行之间的关系，还有一个我克者，我生者，这些关系没有那么重要，但并不意味着不存在。

所以同样是火太过的年份，其实肺部会出问题，肝也一样会出问题，而且随着季节的变化，很多疾病都会变化。但是奇怪的一点就是，这些疾病或多或少都跟肺有关，跟火太过有关。

（2）中运决定主运与客运

中运定了之后，就可以根据太少相生的原理推测整个年份的五步运，比如在火太过的年份，其实可以推导出整年的五步运，这五步运才是最重要的。火太过可推出木不及，推出土不及，推出金太过，推出水不及。

那么有一个火太过，在夏天自然就会有皮肤病高发；但是如果是秋天，因为主运是金太过，那么受影响最大的就是肝胆，所以秋天反而会出现肝胆疾病。

对于夏天，因为有水不及，水不及就会有土克水，肾水受伤，所以火太过也会导致肾脏疾病，这就是整个主运对其他脏腑产生的影响。

（3）天干地支与疾病发展的关系

人出生年月日的天干地支是如何配置的，这个是比较常见的问题，其实与五运六气的概念关系并不是很大，但也有的时候有关系，特别是跟一些疾病有关系。

比如，在《黄帝内经》中，就有用天干地支来判断疾病的转归，如《藏气法时论》就以天干作为五脏疾病的转归判断依据：

病在肝，愈于夏；夏不愈，甚于秋；秋不死，持于冬，起于春，禁当风。肝病者，愈在丙丁；丙丁不愈，加于庚辛；庚辛不死，持于壬癸，起于甲乙。肝病者，平旦慧，下晡甚，夜半静。肝欲散，急食辛以散之，用辛补之，酸泻之。

病在心，愈在长夏；长夏不愈，甚于冬；冬不死，持于春，起于夏，禁温食热衣。心病者，愈在戊己；戊己不愈，加于壬癸；壬癸不死，持于甲乙，起于丙丁。心病者，日中慧，夜半甚，平旦静。心欲耎，急食咸以耎之，用咸补之，甘泻之。

病在脾，愈在秋；秋不愈，甚于春；春不死，持于夏，起于长夏，禁温食饱食、湿地濡衣。脾病者，愈在庚辛；庚辛不愈，加于甲乙；甲乙不死，持于丙丁，起于戊己。脾病者，日昳慧，日出甚，下晡静。脾欲缓，急食甘以缓之，用苦泻之，甘补之。

病在肺，愈在冬；冬不愈，甚于夏；夏不死，持于长夏，起于秋，禁寒饮食寒衣。肺病者，愈在壬癸；壬癸不

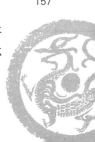

愈，加于丙丁；丙丁不死，持于戊己，起于庚辛。肺病者，下晡慧，日中甚，夜半静。肺欲收，急食酸以收之，用酸补之，辛泻之。

病在肾，愈在春；春不愈，甚于长夏；长夏不死，持于秋，起于冬，禁犯焠热食温灸衣。肾病者，愈在甲乙；甲乙不愈，甚于戊己；戊己不死，持于庚辛，起于壬癸。肾病者，夜半慧，四季甚，下晡静。肾欲坚，急食苦以坚之，用苦补之，咸泻之。

《内经》揭示的这些问题，一般也是跟天干地支有关，只不过不是单纯的天干。比如肝病，一般情况下秋季犯病比较严重，也有的肝气实的患者是春季犯病，但是总体来说，秋季犯病是肝病加重的原因。

但是，为什么很多肝病不一定在秋季加重呢？因为所谓的五行属性，除了天干，还有地支。

天干与地支之间存在着一个相互作用的关系，这就是天干地支之间的搭配关系。在排列天干地支的时候，一般就是按照甲子开始，癸亥结束，年是如此，月也是如此，日时也一样，至于根据年定月，月定日，日定时，则另外有一套规则。

（4）正五行与合化五行

其实，问这个问题的人是想象着用年月日时的天干地支来推五运六气，然后可以预测精准到日时。

这种想法是很好的，但是事实上不可能实施，因为五运六气的基础是一年四季，是二十四节气，这个跟天干地支关系不是很大，而且五运六气使用的多数情况是合化五行，而不是正五行。

所谓的正五行，就是甲乙为木，丙丁为火，戊己为土，庚辛为金，壬癸为水，木火土金水的对应关系比较单纯。但是合化五行就不一样了，甲己化土，乙庚化金，丙辛化水，丁壬化木等，如果涉及地支，还有所谓的三合五行，三会五行。

五运六气中的五行也是这几种五行的合体，所以很多人看起来会比较迷糊，怎么一会儿是木，一会儿是土，一会儿是金，到底是闹哪样？

（5）五行不是孤立的，而是一种动态平衡

如果大家对于五行很难理解，特别是无法理解他们的变化多端，那么从另外一个角度加以考虑，就会比较好理解。即对于这个世界，可以把影响一个事物的因素分成五类，那就好理解了。

第一类影响事物的是生的因素。比如我们知道小溪是怎么来的，主要是从山泉水开始，所以山泉中的山就是生小溪的，这种是一个五行的基本来源，好比一个人的父母。

第二类就是同类的。比如我们知道河流随着越流越远，会有不同的河流汇合到一块，这个就是同类的，好比我们经常说的兄弟姐妹、朋友。

第三类就是自己生出来的。河流随着不断流淌，里面会

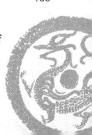

有很多细菌、鱼儿，这些都是河流的附属物，就好比我们的子女、后辈、属下，这些人一般会消耗我们的精力，如果自己的精力不够照顾他们，那么他们就会成为我们的负担。

第四类就是我们能够耐受的。比如对于水来说，耐受的是火这种五行，如果没有火（温度），水很有可能就变成了死水，变成了冰块。

第五类才是限制的因素。比如对河流来说，限制河流的就是土壤，河水到了一个地方就会被土壤限制住，如果土壤不能限制河水了，就变成了水灾泛滥。

五行之间的关系，就好比这些因素对河流的意义，每一个因素对于河流来说都是至关重要的，都是必不可少的，如果少了其中的一个因素，整个体系就会崩溃，也就丧失了原来的面目。

说到底，五运六气之所以能影响人的身体健康，是因为它代表的是天地之气的运行规律，五运六气是人们认识天地之道的一个方法、一个技术，并不是一个实有的物体。

21. 五运六气如何影响人的身体

首先，五运六气表达的是天地之气，所以《内经》有一句话，"五运阴阳者，天地之道也"。我们大家只知道五运六气，却不知道五运六气是天地之道变化出来的，在《黄帝内经》中，有好几篇大论专门论述运气。所谓的大论在《内经》中的分量是很高的，所以它们之所以叫作大论也应该是有一样的理论基础。

我们知道的七篇大论讲的都是五运六气的内容，其实《四气调神大论》《阴阳应象大论》都是大论，它们之所以叫作大论，都是因为讨论的问题都是天地之道，都是阴阳之道。五运六气其实就是天地阴阳的变化，也就是人体天地阴阳的变化，因为人体的本源是来自于天地的。

关于这个思维，在现代辨证论治理论主导下，很少有人会注意，就好比失眠，现代的医学只会归结为神经因素，从来不会考虑时间因素，比如为什么是晚上失眠，而不是白天失眠，白天失眠的人是否也算有病？

因为，我们现代的观念都是原子论的，都是分析的思路，所以很少考虑人体与天地万物一体，很少考虑我们跟天地就是一，不是二。五运六气是天地之气的变化，自然也是人体的变化，天地之气出现了不通，就会出现雷雨，出现台风，那么人体的气有问题，一般也会出现各种疾病。

这也是为什么在天灾多的年份，人体的疾病也往往较多，而且这种疾病往往是共病，所谓的共病就是人类、禽兽皆病。

（1）命运共同体条件下的共病

前段时间有一本书，很火，叫作《共病时代》。作者通过研究发现，远古恐龙化石中，竟然隐藏着癌症的信息；猫咪、野外的马也会急火攻心，突然晕倒；经常在半夜偷偷潜入鸦片种植场大嚼特嚼的窃贼，居然是小袋鼠；很多动物身上出现的"刻板行为"其实很像人类的强迫症。

其实，所谓的共病，就是一种物质基础相同情况下的疾病共发。但作者还忽略了一个要素，那就是人类与动物之间不仅仅是物质基础相同，还有一个一模一样的宇宙环境。太阳是一样的，所以温度与光照就是一样的，白天与黑夜也是一样的。风雨同调，都是共同情况下的天地之气的变化。

明白了这些，其实就能很好明白果子狸有可能是非典的传染源，禽流感也会感染人类，甚至导致死亡；猪瘟也会传染到人类，让人表现出猪一样的症状，而人类经常使用的抗生素也可以用于牲口养殖。

（2）缘起性空下的疾病模式

时下很火的很多中医就是各自立起门派，有所谓的道医，有所谓的佛医，但他们更多地都是在纠结医者的身份区别。比如一个出家人，如果也是中医，那就可以称为佛医，而无论其思想如何。像这样一味强调表面身份的区别，而忽略学术思想的实质，实在没太大意义。

事实上，有没有佛医呢？按我个人的理解，五运六气就是佛教思想影响下形成的中医理论，是一门真正意义上可以称为佛医理论的中医理论。如果说孙思邈的普救含灵，那种无分别的救助算佛医，那么我可以很明确地告诉你，墨子也有这种主张，你会说这是墨医么？所以对于流俗的一些观点较不得真。

五运六气就是一种缘起性空理论模型下的中医理论，所以我们推测疾病既要考虑五运，也要考虑六气，很多时候还需要考虑体质，还要考虑地域，这也是五运六气难学的原因之一。很多人拿着五运六气的理论去预测，最后不准，就反过来说"你看五运六气不准吧，理论有问题吧"。

疾病的产生，源于综合因素，这就是五运六气的一个重要理论，但是没有摆在明面上说。我们中医药的理论一直重视的是内伤七情、外感六淫，所以说"六淫之邪"，但是自然界并没有一个纯粹的六淫之邪，任何一个邪气的产生都是伴随着其他六气一起，没有混合在一起，就很难发生疾病。

五运六气理论之所以简单，之所以预测准确，重点在于模式非常简化，因为五运六气是从阴阳五行这个最基础的理论推导出来的，而阴阳五行又是整个世界最简单的认知模式。

（3）明白气机变化就可驾驭运气学说

五运六气之间存在的关系是很复杂的，它们之间的基础是阴阳五行，但是因为阴阳不好推测，所以进一步简化，六气也变换了阴阳属性，直接变成了五行属性。比如太阳寒水，其实就是五行之水，如果太阳寒水与土太过在一起，那么主要的气候特点就会表现为土太过，因为土是克水的，水土同时出现将主要表现为土的五行性质。

五行之间的生克制化关系是利用五运六气推导疾病发生的基石，如果不通五行之间的生克制化，其实是无法推导五运六气之间关系的，更没法预测整个年度的气候特点。

不过，运气和临床的结合并非易事，初学者往往无从下

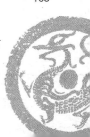

手（如在运气指导下的《伤寒论》应用）。

运气学说的产生，首先不是为了临床而产生的，而是为了农业产生的，大家可以看看《黄帝内经》的七篇大论，讲得最多的是天地之道，即自然界的规律，到后来的篇幅才开始说病，而且说病的时候，必先说气候特点。

为什么要这样？

古今学问其实都一样，必先明白原理，才能治病。在《伤寒论》中必须明白脉才能治病，临证之际没有脉医者几乎就"瞎"了，这是因为通过脉能够判断人体气机的变化。同样是头痛，脉浮与脉沉是两码事，但是如果按照日本人学习中医的路子，那就是根据经验来，试了麻黄汤没用，那就试吴茱萸汤。在五运六气，其实治病最重要的就是明白气机的变化，而所谓的气机变化就是来源于天地之气，天地之气有一定的规律，掌握了规律就可以判断疾病了。

（4）脉诊是联合理论与临床的关键

"天地之气，胜复之作，不形于诊也。《脉法》曰：'天地之变，无以脉诊。'此之谓也。"

古人为什么会说"无以脉诊"呢？其实，有的人会用脉诊候天地之气，但是脉诊后天地之气是会产生偏差的，不过也说明脉诊与天地气机之间存在着一个非常重要的连接。

正是因为脉诊的重要性，所以在学习五运六气时必须结合脉诊，这也是前段时间我在群里大讲脉诊的原因。

比如在丙申年，丙辛化水，一般出现的是水太过的现象，在脉象上就会表现为脉沉，因为寒水太过，必定是冬天的石脉，这个时候就有可能是寒证，也有可能是郁证。这个时候用黄连茯苓汤，很多人就不理解了，为什么沉脉可以用黄连茯苓汤，这明明是治疗热病的呀。

但是，黄连可以燥湿，其中还有远志、半夏之类的可以宣发，可以升起来，针对沉脉的气机，这样就更好理解了。同样，按照2018年（戊戌年）的运气条件是火太过，火太过一般会克肺，按理来说这样就会有肺脉出现，而所谓的肺脉就是毛脉。

但是，此时临床上常见的脉象并不是毛脉，而是沉脉，这个时候我们再用三因司天方中适用于六戊年的麦门冬汤效果就不好了，因为在2018年（戊戌年）天地之气与人体之气的气机都不是火太过为主导的，而是以太阳寒水为主导。

现代很多医生不懂脉，不懂气机升降浮沉，也不会深究人体的气机变化，所以要准确运用运气和伤寒方，那就会很难。当然，我们后期也会推出脉法系列，大家可以关注。

22. 运气对整个大环境的影响为何会有地域性的差异

运气学说一直被人所诟病的就是，为什么会有地域的差异，也有医家因为这种原因说运气学说不准，不可全信，比如2018戊戌年为平气之年，但是南方高温，北方却是大涝。这种现象应该如何解释？

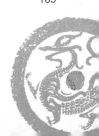

（1）运气学说模型

大家要知道，运气学说的模型是整个地球，是一个整体，并没有说有南北半球的差异，或者说当时的理论没有考虑到这个，只是在全国一盘棋的情况下来分析的，所以在考虑地域差异之后，运气学说就需要修正了。怎么修正才符合实际呢？我们现代观测的结果往往是不统一的，既有南北差异，也有东西差异，按照中国古典的理论，其实是很好解释的，东西南北其实都有五行的差异。

比如戊戌年是火太过，同时也有太阳寒水司天，那么在本来就有南北差异的情况下，就很好分析了。西边出现了冰雹，是什么原因？每逢火太过之年，火克金，所以《内经》一般会说"其眚在西"，西方出现冰雹很正常。

同时，寒水司天与地之五运相结合也可以出现其他问题，北方水多，南方热气重，其实就是一个火太过、寒水司天的加重而已。

（2）天－地模型

海拔高的地方寒气重，遇见冷的气候，则寒气更重；海拔低的地方湿气重，遇见湿气重的年份，则湿气更重；南方湿热重，所以遇见湿热季节，湿热更重。这种气候的形成是天地之气共同作用的结果，五运六气其实是天气，而远近高低的不一样则是地气。

古代还有一个办法可以观测出气候异常的具体地点，那就是看天上的星象的规律，特别是星象出现在分野中的时候、停留的时间，还有行走的快慢。

23. 五运六气流年流月流日如何运用

对于预测，大家的心愿是越准确越好，最好是精准的时间、地点、事件，只有这样才能精准地趋吉避凶。这也是中国预测科学发展的大概思路。

比如，在最早的《天官书》中，特别是《史记》《汉书》之中，预测还是停留在灾异学说，认真看一下会发现特别有意思，很多东西都是没有逻辑的。但是也有一些现象会比较集中体现出来，到了后来的《五行志》内容也差不多，只不过《五行志》的内容是将灾异学说内容用五行的模型套住了。

比如一个大雾天气，只要维持了三天三夜不散，那么《五行志》就会记录一笔，并与当时的关键人物出现的事情相联系，从而达到预测的目的。对于学过五运六气的人来说，都明白这种预测简直就是胡说八道。当然，五运六气还有它本身的缺陷，因为五运六气存在着地域的差异，存在着时间的不确定性。

五运六气运用的条件

五运六气的运用条件是基于五行的天干地支排列，也就是基于两个周期，一个是以五为基数的周期，或者说是十为基数，一个是以十二为基数的周期。所谓的预测，就是基于以往的经验，在出现周期性重复时找到相关的周期节点。五运六气的预测就是基于太阳的周期及五行之间的运行周期

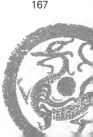

的一种预测，所以明白了这些就知道五运六气的预测如何进行。

五的周期是五星决定的，所以根据五星的运动规律找周期，这样才能预测。六的周期是根据太阳的运动规律找周期，所以一年二十四个节气可以分为六气，十二年可以分为六气司天。

至于流月的运用，那是已经融合到了六气之中的，也就是说我们的预测已经包括了流月，但是进入流日的环节，就没有那么准了。

另外，因为五星的周期是比较大的，所以一天两天是看不出周期内有什么区别的，很多人想从日的角度考虑五运六气的预测，那就有一些格格不入了，毕竟，周期这种事，不是那么容易确定的。

24. 五运六气之常与变如何把握？在变中如何指导辨证用药

五运六气有变有常，这是大家都知道的，没有一年的气候是完全按照《黄帝内经》中的记载完全表现的，总是会出现一些偏差。这就有五运六气的常与变，其实五运六气的常就是一年四季的气候转变，很多人都知道夏天热，春天温暖，秋天凉，但是冬天温，春天寒，秋天酷暑，夏天凉的情形也在所难免，这就是所谓的变。

人体生病，绝大多数都是气候的变导致的。现代人不注重观察气候变化，所以对于疾病的认识都停留在一个比较低端的水平。比如现代医学将疾病归结为细菌或者病毒，但是他们却不想想，每个人身上都有细菌，比如幽门螺杆菌、结核杆菌，但并不是每一个人都会得胃炎，会得肺结核。

（1）五运六气的常

五运六气其实是唐代才形成的，所以五运六气的准确性要比两汉时期准很多。两汉时期的五运六气其实更多的是十二消息卦。十二消息卦很有意思，能够预测很多东西，其实其中蕴含的内容还是五运六气所包含的宇宙之道。

研究周易史的人都知道，十二消息卦在两汉时期非常盛行，比如那位被刘表整死的虞翻，就非常擅长消息卦，而网上也盛传诸葛亮也懂十二消息卦，传说他预测到了冬至节前的三天有大雾，来自于《周易》的"先甲三日，后甲三日"，事实上如何呢？

应该来说，诸葛亮并不是非常懂周易，因为那个时候的周易都讲究一个传承，没有师傅带，那是很不好混的。如果诸葛亮真的很懂周易，在那个时候又有那么崇高的地位，学术史上肯定会有他的一个位置。

要知道，汉代的三家易占据着整个统治阶级，西汉后期的宰相几乎都懂周易，不懂周易都不好混。就好比现代的文化圈，你不懂一些古玩，不懂琴棋书画，你怎么在文化圈混呢？

说远了，回到话题，其实汉代的十二消息卦并不是非常准，准的也是在五运六气中体现出来。比如我们知道的

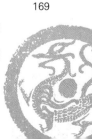

一阳来复，代表的是冬天最寒冷的一月，在五运六气之中其实就是太阳寒水主气的时候，这个时候很多气候特点就出来了。熟悉农业生产的人自然知道，诸葛亮"躬耕陇亩"，天天掐着手指头看天气，怎么会了解每年的节气，就好比我小时候天天下田种地，所以解五运六气如示诸掌，安有难事？曹操从小就是跟袁绍等官二代一起捉弄人，哪里懂得这些道理。所以曹操的失败，还是失败在不懂天时，没有种过田。

诸葛亮可以预测出大雾天气，说白了还是因为他知道一个常，江南天气的常。

（2）五运六气的变

五运六气之所以神奇，在于他有一个客气、客运，中医有一句话"神乎神，客在门"，什么叫作神呢？好比客在门，你知道客人下一步是进门，还是出门？

客气就是五运六气的变，为什么客气没法预测？因为它神，之所以叫客，就是因为它没有定处。好比我们做客，主人一般是不知道我们什么时候去的，当然现代通讯技术发达了，一个电话就了解了，但古代最怕的就是客人来。

因为古代普通人都比较贫穷，不可能随时准备着大鱼大肉，客人来了没有好吃好喝的款待，那就是失礼了，随时准备大鱼大肉吧，又吃不起，所以客是最难处理的，也就是我们所说的变。

在五运六气理论中，所有关于客的内容，大多数都会加上一个"如果"，那就是如果出现了什么情况，那么下一步会出现什么情况。客气，就是导致疾病的一个重要因素，所以《至真要大论》中，治疗方法中最重要的一句就是"泄……之客"，因为这个是导致疾病的主要原因。

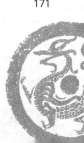

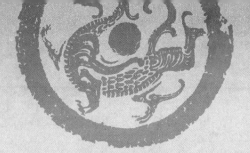

第五章

运气纪实

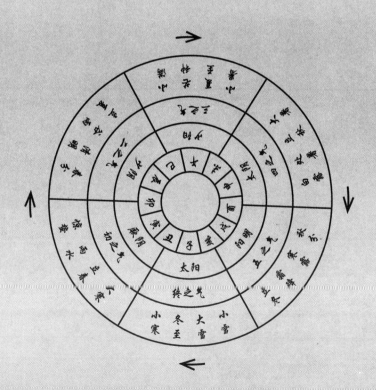

己亥年五运六气详解

1. 预测的两种方式：占星与推步

很多人一直在推测，五运六气到底是来自什么地方，前段时间看了孟庆云老师的一篇文章，文章指出五运六气形成于东汉，并且将五运六气的理论基础归结为推步学说。

事实上，五运六气的基础不仅仅是推步，最主要的还有占星。推步与占星，都是很高深的学问，虽然有一些共同的特点，也有很大的差别。占星术是最关键的一个，所以在《黄帝内经》中很多关于占星的东西都语焉不详，这个内容的缺失让我们丧失了很大的主动性。

就比如 2019 年五六月份出现了冰雹，冰雹为什么出现在西北，这个是没有任何人预测过的，但是如果深入研究就能通过占星得出相应的结果。其实《黄帝内经》已经很明确地指出了"凡此太阳司天之政，气化运行先天，天气肃，地气静，寒临太虚，阳气不令，水土合德，上应辰星镇星"，明确地告诉我们，根据水星和土星的躔度位置可以确定相应的地理位置。

同时，《黄帝内经》中也有大量的关于推步的内容，比如漏下一刻，等等。

推步是一种规律性的总结，而且这种规律性的总结其实只是一种公式的推算。古代的推算并不是非常准确，所以往往过一段时间就需要进行校准，所以自古以来，很多皇帝登

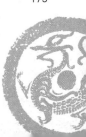

基之后，要做的很重要的一件事就是颁布律法，所谓的律就是大自然的规律，所谓的法就是王法。

中国古代的法律其实都是基于大自然的规律总结的，比如我们知道的法家的代表人物荀子，开启了法治的先河。自然法是人类法的基础，所以中国古代史上，一般都有礼乐志、历律志，人类法与自然法是一致的，违背了自然法的人类法，就是一部蹩脚的法。

而五运六气就是一部历律志，其中包括了推步，也包括了占星。没有推步，那么所有的经验只是经验，没有占星，那么所有的内容都会成为一个理想的状态。

所以，不管是历法还是五运六气，都离不开推步（公式计算），也离不开占星（现象观察）。

2. 己亥五运

五运六气的简单，在于其包括的内容繁杂却能整齐划一，所以只要你给我一个年份，我就可以推算出这年的主要疾病。比如，甲己化土，己年必然就会有土不及的现象，基于土不及的条件，可以推导出一系列的问题。

土不及，所以会有木克土的现象，整个己亥年的主要气候条件，就会表现出土不及的特点。土不及，也即是说这一年的气候会相对的比较干燥，如果再加上一些组合，比如本来就容易干燥的地方，这一年出现干旱问题的可能性就更大了。

不过还好，近几年在绿水青山就是金山银山的思想指导下，整个国内的气候条件发生了很大的变化，所以出现以往那样的旱情的可能性变得很小。但是，五行之间的关系总是相对的，所以如果身体本来有不平衡，刚巧又遇上了土不及的年份，那么很多脾胃疾病就会涌现出来了。

比如，很多有呕吐症状的患者，在己亥年就会异常煎熬。所以《黄帝内经》将这年叫作卑监之纪。

卑监之纪，是谓减化。化气不令，生政独彰，长气整，雨乃愆，收气平，风寒并兴，草木荣美，秀而不实，成而秕也。……其病飧泄，邪伤脾也。振拉飘扬，则苍干散落，其眚四维。其主败折虎狼，清气乃用，生政乃辱。

这段内容包含的就是一年的历律，虽然其中没有二十四节气的详情，但是已经将变与常都和盘托出了。

卑监之纪主要的就是化令不行，所谓的化，就是将两个不同的东西融合在一起，跟现代经常讲的融合创新是一回事，本来没有关系的两件事，非得变成一体，那就需要化。比如，我们常常看到电视剧中的"化功大法"，就是将别人的内力化成自己的内力。但是，为什么化功大法又叫作北冥神功呢？

因为，北冥神功来自《庄子》，庄子设想的最大的逍遥，就是可以无所待，能够独立自由，这也是人之所以为人的所在，人是可以自由的。因为，人为裸虫，能够化天地之气，所以人类可以吃荤，也可以吃素，这是很多动物都不能达到的。而正是因为人类可以将所有的东西都化为己用，所以能够成就文明。己年的气候特色就是土不及，代表着天地间化

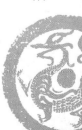

气不足，所以不管是动物还是植物，还是人类，都会出现能量利用不充分的现象。

化气不正，自然而然就会有生长之气的太过，比如现代的小孩，营养过剩，出现很多巨型婴儿，其中一个特点就是他们的生长之气太旺盛，但是化气不足。在天地间的气候，则表现为"雨乃愆"，下雨总是那么难，很多时候，已经乌云密布了，但是最后就是不下雨。而到了秋天，因为土不及可以推出一个金太过，所以秋天会来得早一些，干燥也会很明显。

化气不足，在人则是饮食入口，不能转化为自己的成分，所以脾胃不好；在大自然，则很多植物都华而不实，到了灌浆的季节就掉链子，或者是温度不够，或者是水分不够，这种现象在农业生产中很容易导致减产。

同时，在秋季因为有一个金太过，所以金会反过来克制木。因为这一年的中运是土不及，但是主运却是木不及，火太过，土不及，金太过，水不及。

五行之间的最大矛盾其实不是土与木，而是金与木，"其主败折虎狼，清气乃用，生政乃辱"，这种气候，人最容易出现的问题就是肝胆。

另外，己年的干旱很有可能来临，但是干旱的地点会是哪里呢？"其眚四维"，所谓的四维，就是东北、西北、东南、西南，所以东北三省，广东、福建、台湾等东南地区，云南、四川局部等地区，还有陕西、甘肃等地区都有可能出现干旱。根据中国的地域特色，其实最有可能出现干旱的就是西北了。

下面就从主运的角度加以分析。

《素问·气交变大论》：岁土不及，风乃大行，化气不令，草木茂荣。飘扬而甚，秀而不实，上应岁星。民病飧泄霍乱，体重腹痛，筋骨繇复，肌肉𥇀酸，善怒，藏气举事，蛰虫早附，咸病寒中，上应岁星镇星，其谷黅。复则收政严峻，名木苍雕，胸胁暴痛，下引少腹，善太息，虫食甘黄，气客于脾，黅谷乃减，民食少失味，苍谷乃损，上应太白岁星。上临厥阴，流水不冰，蛰虫来见，藏气不用，白乃不复，上应岁星，民乃康。

对于土不及的年份，在前面说了，都是比较让人难受的，但是这个土不及导致的五行之间的相对力量的不平衡之中，木不及也是很厉害的。因为土不及，所以克它的和它克的都会相对较弱，但是最重要的还是木，土不及则木虽然也是不及，但是相对于土来说，还是太过，所以说风乃大行，而土所主的化气就没那么有力量了。

因为土不及，火太过，所以夏天的长气相对来说会较旺盛，所以"草木茂荣"，很多长叶子的植物这个时候就会相对的好一些。但是，因为化气在整个一年中的中运发挥作用，所以这一年的植物开花应该没有问题，但是结果就问题大了。在整个天象上来说，木星力量太过，所以岁星的标志会比较明显。

己年本身就有大自然的收获不利，而老百姓也容易得脾胃疾病，所以飧泄霍乱、体重腹痛等疾病发病率比较高。同

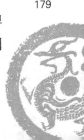

时因为土主脾胃，脾胃主肌肉，肝脾之间存在不平衡，所以筋骨繇复，肌肉瞤酸等毛病也是多发，这一年应该会有很多肌无力、肌肉萎缩的疾病，其实不仅如此，只要与脾胃有关的疾病，都会在己年得到比较多的机会爆发。

在土不及的时候，其实同时存在木不及、水不及，但是因为原因都是土不及导致的，所以木不及、水不及的情况其实还是相对的没那么明显，有的时候表现为木相对太过，也有的时候表现为水不及的相对太过，所以有善怒、藏气举事、蛰虫早附、咸病寒中等现象出现。

《黄帝内经》中的天文知识有点隐蔽，其实也可以从这个之中看出古代天文知识的保密性，有点像现代的高科技，都是保密的，不可能随便让人知道。只是一个上应岁星、镇星，没有具体说，其实里面还包含了很多关于天文的知识。这一年因为化气不令，所以谷物的灌浆之类的过程就出现了问题，这里说的谷物看起来虽然黄，其实这种黄并不是丰收的谷物的金黄之色，而是一种营养成分不足的颜色。

因为土不及，木克土，这个时候土之子金在适当的时候就会表现出子复母仇，所以说"复则收政严峻，名木苍雕，胸胁暴痛，下引少腹，善太息"。很多时候，太过不及都是不对的，比如木太过了，是病，木不及，也是病，但是太过与不及导致的疾病的症状是不一样的。因为有金克木，所以很多木都会出现死亡现象，然后很多人还有胸胁疼痛的情况，甚至出现少腹疼痛，这些都需要相对地泄一泄肝，泄一泄肺。

在土运不及的年份，其实人、动物体内也是五行土不及，所以虫（包括五虫）对于食物也有喜好，"虫食甘黄"，邪气客于脾，所以很多人都会得脾胃病。其实所有的客气都是致病之因，正气是因应季节之气，而主气有太过不及。因为客气是导致疾病的重要原因，所以治疗的时候往往需要调整客气。"黅谷乃减，民食少失味，苍谷乃损，上应太白岁星"，即土不及的年份，不管是黄谷还是苍谷，都得不到很好的收成，对此前面已经做了交代。如果还有厥阴风木司天，少阳相火在泉，冬天也是水不及，这样的冬天就会出现"流水不冰，蛰虫来见"。同时这个时候还有收藏之气不足，所以说藏气不用，肺金之气不会出现太大的异常，"白乃不复"，这种情况下，人民的健康才不会出现大问题。

己亥年的五运主运、客运条件可以推算如下：

主运：木不及—火太过—土不及—金太过—水不及。

客运：土不及—金太过—水不及—木不及—火太过。

总结起来，己亥年最容易出现以下疾病：

一是肠胃疾病：包括呕吐、腹泻等问题，肠炎、痢疾等疾病会是比较常见的。重点可以考虑六君子汤、戊己丸、半夏泻心汤等方药，主要发病时间应该是在夏季。

二是腹痛疾病：比如因寒气导致的腹痛、妇女痛经等疾病，对这种腹痛可以重点考虑使用当归芍药散、小建中汤、小柴胡汤等方药，主要发病时间应该是春季。

三是肌肉酸痛：这种疾病主要表现为现在的痛风、风

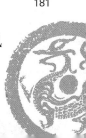

湿、类风湿疾病，可以着重考虑中医的补肾疏肝法、祛风散湿法等临床运用，主要发病时间应该是在夏季。

四是肝胆疾病：由肝胆疾病导致的各种不舒服，比如胸胁苦满、胸胁疼痛等问题，乙肝、肝硬化、肝腹水、肝癌也会成为高发疾病，主要发病时间应该是秋季。

五是大流感：己亥年的流感将丝毫不逊色于丁酉年，所以大家需要做好流感准备，麻杏石甘汤、补中益气丸、人参败毒散将成为重要选项。

六是脑溢血：因为这一年的脾胃疾病多发，很多人脾胃弱，再加上一个厥阴风木司天，所以老年人、脾胃疾病患者、高血压患者等都可能出现加重的情形。

3. 己亥六气

在己亥年，本来五运已经有了土不及，而且还有一个厥阴风木司天——"巳亥之岁，上见厥阴"，厥阴司天必然会克制脾土，所以一般每当厥阴主令的时候，比如春天，很多人就会犯脾胃病。

而《黄帝内经》注明的己年气候特点是"上临厥阴，流水不冰，蛰虫来见，藏气不用，白乃不复，上应岁星，民乃康"，可见己年需要我们注意的重大问题就是不能上见厥阴，但恰恰己亥这一年又碰见了上见厥阴。

按照公式，其实可以很好地推算出这一年的六气主气客气的条件：

主气：厥阴风木—少阴君火—太阴湿土—少阳相火—阳

明燥金—太阳寒水。

客气：阳明燥金—太阳寒水—厥阴风木—少阴君火—太阴湿土—少阳相火。

司天：厥阴风木。

在泉：少阳相火。

4. 己亥五运六气组合

下文每行按照主运、客运、主气、客气的顺序从左到右排列。这部分运气分析写于2018年，采用的是《内经》标准，主气顺序少阳在太阴前，验之于实际，以与江右运气学术互相参校，供读者参考。

2019年1月20日—3月20日：少角、少宫、厥阴风木、阳明燥金。

2019年3月20日—4月2日：少角、少宫、少阴君火、太阳寒水。

2019年4月2日—5月21日：太徵、太商、少阴君火、太阳寒水。

2019年5月21日—6月15日：太徵、太商、少阳相火、厥阴风木。

2019年6月15日—7月22日：少宫、少羽、少阳相火、厥阴风木。

2019年7月22日—8月30日：少宫、少羽、太阴湿

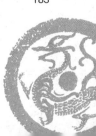

土、少阴君火。

2019年8月30日—9月23日：太商、少角、太阴湿土、少阴君火。

2019年9月23日—11月11日：太商、少角、阳明燥金、太阴湿土。

2019年11月11日—11月22日：少羽、太徵、阳明燥金、太阴湿土。

2019年11月22日—2020年1月20日：少羽、太徵、太阳寒水、少阳相火。

这个日期是大概的推算，或者有前后一两天的区别，大家可以参照二十四节气加以修正。

2019年1月20日—3月20日：少角、少宫、厥阴风木、阳明燥金。

从2019年1月份20日左右开始，也就是我们所说的大寒，具体的日子还需要前后商定，因为五运的起点与六气的起点是不一样的。不过，习惯上会按照六气的起点作为起点，所以姑且按照这个观点加以推算。

看到少角主运，还有一个阳明燥金，那么很多人都知道2019年的春天将是一个倒春寒很明显的季节，所以在倒春寒来临之际，天地之气伏而不升，所以肝胆疾病会很明显。甚至因为天地之气不升，人体之气的升降出入也会出现问题，就会有肝胆、脾胃疾病大量出现。毕竟人体之气的升降，以少阳春升之气为主，如果不能春升，那么整个后半年就很麻烦了。另外，还有一个燥金客气，一个少宫客运，所以春天会很冷，大家做好准备。

对于肝胆不好的患者，建议提前做好准备，比如可以用补中益气汤作为养生的主打，或者使用一些含有升麻、柴胡、黄芪的方剂。但是，同时还要注意不要上火了！

2019年3月20日—4月2日：少角、少宫、少阴君火、太阳寒水。

三月末四月初有几天，会突然比较冷，因为这几天主运还是木不及，而客气又有了太阳寒水，这几天很有可能狂风乍起，然后春寒料峭，主要预防因寒导致的腹泻等疾病。

2019年4月2日—5月21日：太徵、太商、少阴君火、太阳寒水。

从4月2日左右开始，因为有了火太过的主运，所以很多问题变得稍微好一点了，司天是厥阴风木，而木生火，所以虽然有太商的客运，还有太阳寒水，但整个气候还是相对来说比较和谐。

火太过，自然就会导致人体的气机升，此时很有可能风火相互作用，形成了眩晕的自然条件，所以这个时候要格外注意。而火克金，这个时间有皮肤病，也是很正常的，这种皮肤病应该跟脾胃有关，所以大概率就是湿疹之类的，所以半夏泻心汤、连朴饮等方剂都有使用的可能。如果从养生的角度加以考虑，这个时候多吃苦菜、酸菜是有利的。

2019年5月21日—6月15日：太徵、太商、少阳相

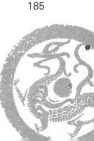

火、厥阴风木。

火太过的气候慢慢就变得很明显，特别是在少阳相火主气和厥阴风木客气来临之后，这段时间会比较热，但是还好，因为司天是厥阴风木，有风的热，都不是太热。

但是，这个时间点，因为风木很旺盛，又有火太过，一些肝阳上亢的人就可能出现脑溢血了。这种气候变化异常，对老年人，对脾胃不好的人，都是一大挑战。

2019 年 6 月 15 日—7 月 22 日：少宫、少羽、少阳相火、厥阴风木。

六月中旬开始，土不及的现象很明显，也就是脾胃病发病很多，此时的主要问题则是呕吐、腹泻，很多人会干呕，很多人会腹痛，或者腹泻。

所以，平时有胃炎、萎缩性胃炎、肠炎的患者，这个时候需要格外注意，不然吃什么东西都不香，人生就淡然无味了。建议平时可以养脾胃，多喝小米粥，多用六君子汤，多服用补中益气丸，多吃点黄连健脾胃，甚至也可以准备一些参，泡点参茶。

而养生机构，可以在这些方面做好准备。另外，因为有客运的水不及，这一年的夏天可能出现干燥的气候，所以农业生产上需要多加注意，而全球性的干旱就会出现粮食减产，明年将会是一个难熬之年。

2019 年 7 月 22 日—8 月 30 日：少宫、少羽、太阴湿土、少阴君火。

七月下旬开始，有了太阴湿土的主气，但是还是有君火来临，所以那个时候的气候会变得异常热，我们需要注意，但是这种热反而有利于脾胃，很多脾胃病在此时会稍微减轻。

2019 年 8 月 30 日—9 月 23 日：太商、少角、太阴湿土、少阴君火。

到了八月中旬开始，秋的意思越来越浓，但是也会有一些时候比较热，此时主要考虑的问题就是因为燥气重导致的肝胆疾病，当然了肝胆疾病主要表现在肝血虚等方面，但是还有一个太阴湿土，所以这个时候只是一点肝胆疾病的苗头，真正肝胆疾病大爆发则是九月中旬以后了。

2019 年 9 月 23 日—11 月 11 日：太商、少角、阳明燥金、太阴湿土。

前面所说的肝胆疾病的爆发就在这时候，一方面主运、主气都是金，另外还有一个客运为木不及，这就很要命了，因为很多人的肝胆经不住金克，胆囊炎、胆结石、肝血虚导致的失眠等问题都出现了。

2019 年 11 月 11 日—11 月 22 日：少羽、太徵、阳明燥金、太阴湿土。

到了十一月上旬，没有了秋季的寒冷，但是多了一份燥热，这一年的冬季将异常热，一方面是主运的水不及，说明是暖冬，在这还有一个客运的火太过，整个季节就很暖了，当然这是一次预演。

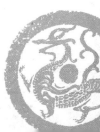

2019 年 11 月 22 日—2020 年 1 月 20 日：少羽、太徵、太阳寒水、少阳相火。

11 月下旬来了，除了前面所说的主客运的特点，还有一个少阳相火，所以这年的冬天跟 2017 年又有得一比，暖冬的结果就是导致冬不藏精，所以温病必然来袭，大家要做好相关的准备。

当然，以上是五运六气的常，按照常理会出现这些现象，但是正如我们前面所说的五运六气其实包含了两个原理，一个是推步，一个是占星，我们用公式推导的只是推步，还需要通过不断地观察物候这种"占星术"来做弥补。